选对色彩轻松减肥

摩天文传 编著

吉林科学技术出版社

图书在版编目（CIP）数据

选对色彩轻松减肥/ 摩天文传编著. -- 长春 : 吉林科学技术出版社，2014.5

ISBN 978-7-5384-5625-7

Ⅰ. ①选… Ⅱ. ①摩… Ⅲ. ①减肥-基本知识 Ⅳ. ①R161

中国版本图书馆CIP数据核字(2014)第089573号

选对色彩轻松减肥

■ ■ ■ ■ ■ ■

编　　著	摩天文传
编　　委	韦延海　王彦亮　曹　静　郭　慕　杨　柳　陈　静　赵　珏　李淑芳　简怡纹　陈春春 黄　琳　邓　琳　梁　莉　杨晓玮　胡婷婷　班虹琳　王慧莲　黄苏曼　宋　丹　顾哲贤 陈　晨　赵　杨　李　亚　陈奕伶　康璐颖　卢　璐　陆丽娜　胡心悦　张瑞真
出版人	李　梁
选题策划	摩天文传
策划责任编辑	端金香
执行责任编辑	赵　沫
封面设计	摩天文传
内文设计	摩天文传
开　　本	780mm×1460mm　1/24
字　　数	280千字
印　　张	7
印　　数	1-8000
版　　次	2014年9月第1版
印　　次	2014年9月第1次印刷
出　　版	吉林科学技术出版社
发　　行	吉林科学技术出版社
地　　址	长春市人民大街4646号
邮　　编	130021
发行部电话/传真	0431-85677817　85635177　85651759 85651628　85600611　85670016
储运部电话	0431-86059116
编辑部电话	0431-85652585
网　　址	www.jlstp.net
印　　刷	长春新华印刷集团有限公司
书　　号	ISBN 978-7-5384-5625-7
定　　价	35.00元

前言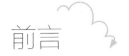

到底还有什么方法可以减肥

　　世界上千千万万的女生，都有一个共同的事业——减肥，这似乎是女性世界里永远不会被丢弃的话题，尽管已经有众多纷繁的减肥方法，但是在追求美丽的道路上永远不会停止脚步的人们，当然不会放弃寻找更健康有效的方法。

你的色彩可以减肥吗

　　运动能够强健身体的同时，还能帮助减少身体的脂肪含量；而合理安排饮食更能够帮助身体健康有效地变瘦。你知道蓝色的食物能给身体补充更多的水分吗？你知道红色食物能够让身体更有能量吗？食物的色彩秘密里，藏有营养瘦身大秘方，色彩减肥让你进入全新的健康瘦身模式。

色彩减肥让身体更轻盈多姿

　　如果你还在为减肥期间吃什么而烦恼,那么就打开这本色彩减肥秘方吧!本书从食物色彩出发，全面洞悉各大营养素，以及最能够帮助清除体内垃圾的食物，向读者呈现出最全面的健康色彩饮食法。从食物色彩的搭配，到冷门食物的选择，以及色彩视觉对饮食的影响，色彩减肥帮助你挑选出最贴心的瘦身大餐。

　　本书由最好的女性美容时尚图书制作团队——摩天文传倾心打造，为读者精心挑选出最轻盈的瘦身大餐，将枯燥乏味的减肥饮食变得缤纷多姿，让你在享受多彩美食的同时，达到控制和减少体内脂肪的作用。这是一本每一个想要拥有姣好身材的女生都应该拥有的图书，《选对色彩轻松减肥》让瘦身也可以很美味。

目录 contents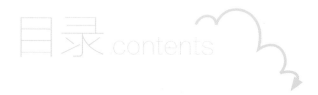

第三章　色彩妙搭　最有效的双色减肥餐

第四章　冷门色彩　出其不意的纤体食材

目录 contents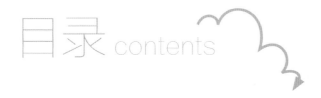

第五章 视觉色彩 色彩主宰食欲

第六章　色定身材　0 号身材的色彩穿搭

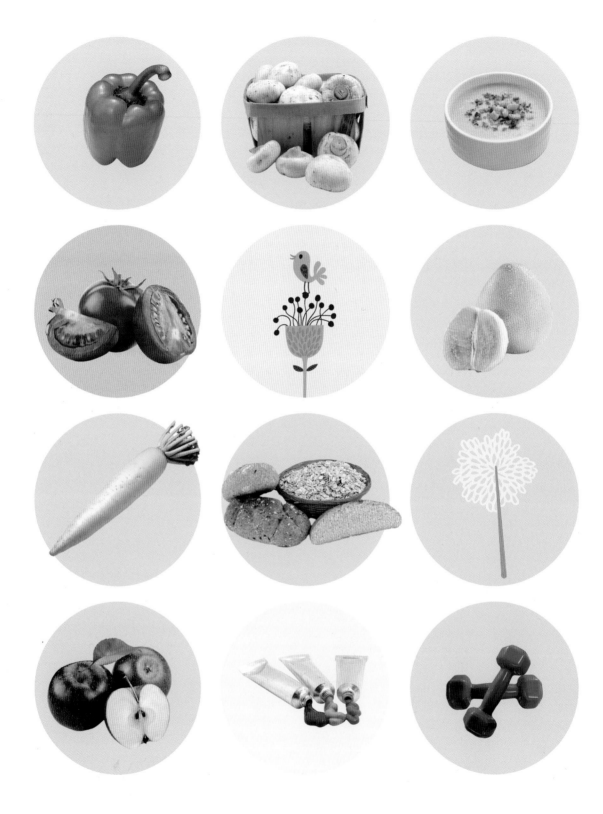

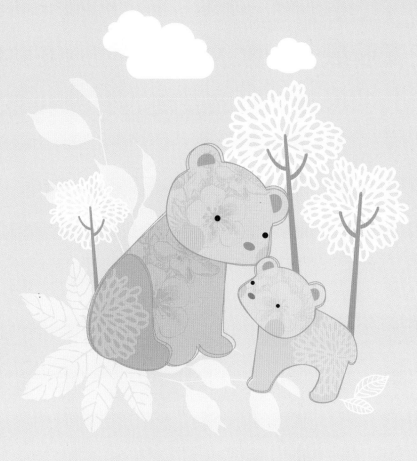

第一章 察言观色
肌底颜色决定减肥成败

肤色不一样减肥方法也不一样？最健康的减肥方法当然要更加细致！泛青肌肤要加强供血增强血液循环，让身体更加充满活力；肌肉训练是黝黑肌肤的最佳减肥方法；苍白肌肤同样需要更多的有氧运动。

1 泛青肌肤 加强供血及血液循环才能减肥成功

肌肤泛青让人看起来气色不佳，这也是身体状况不良发出的警告，肌肤泛青需要及时调理身体再进行减肥，否则只会影响身体健康。

用绿色食物赶走泛青色

绿色的食物都含有纤维素，能清理肠胃防止便秘，另外，经常吃绿色蔬菜能让我们的身体保持酸碱平衡的状态。绿色食品的净化力很高，排除体内积存废弃物与毒素的同时，还能够补充维生素和矿物质，激发体内原有动力，促进消化、吸收、排出的规律化。对提高减肥速度很有效果，还兼具抗老化的功效。

营养分数第一——西蓝花

西蓝花的平均营养价值及防病作用远远超出其他蔬菜，名列第一。西蓝花中的营养成分，不仅含量高，而且十分全面，主要包括蛋白质、碳水化合物、脂肪、矿物质、维生素C和胡萝卜素等。据分析，每100克新鲜西蓝花的花球中，所含蛋白质是菜花的3倍，番茄的4倍。此外，西蓝花中矿物质成分比其他蔬菜更全面，钙、磷、铁、钾、锌、锰等含量都很丰富，比同属于十字花科的大白菜高出很多。

抗辐射圣品——绿茶

绿茶最大的特性是较多地保留了鲜叶内的天然物质，其中茶多酚、咖啡因保留鲜叶的85%以上，叶绿素保留50%左右，维生素损失也较少，从而形成了绿茶"清汤绿叶，滋味收敛性强"的特点。绿茶含有机化合物450多种、无机矿物质15种以上，这些成分大部分都具有保健、防病的功效。绿茶中的这些天然物质成分，对防衰老、防癌、抗癌、杀菌、消炎等均有特殊效果。

促进肠道蠕动——韭菜

韭菜中含有较多的营养物质，尤其是纤维素、胡萝卜素、维生素C等含量都较高。由于韭菜纤维素含量多，因此能促进肠道蠕动，使大便保持畅通。

此外，绿色食物还包括莴苣、卷心菜、韭菜、香菜、春菊、柿子椒、萝卜、白菜、豆苗、大葱等。

八种促进血液循环的食物

玉米　玉米富含脂肪，其脂肪中的不饱和脂肪酸，特别是亚油酸的含量高达60%以上。有助于人体脂肪及胆固醇的正常代谢，可以减少胆固醇在血管中的沉积，从而软化动脉血管。

番茄　不仅各种维生素含量比苹果、梨高2~4倍，而且还含维生素——芦丁，它可提高机体抗氧化能力，消除自由基等体内垃圾，保护血管弹性，有预防血栓形成的作用。

苹果　苹果富含多糖果酸及类黄酮、钾及维生素E和维生素C等营养成分，可使积蓄于体内的脂肪分解，对推迟和预防动脉粥样硬化发作有明显作用。

海带　海带中含有丰富的岩藻多糖、昆布素，这类物质均有类似肝素的活性，既能防止血栓又有降低胆固醇、脂蛋白，抑制动脉粥样硬化的作用。

茶叶　含有茶多酚，能提高机体抗氧化能力，降低血脂，缓解血液高凝状态，增强红细胞弹性，缓解或延缓动脉粥样硬化。经常饮茶可以软化动脉血管。

大蒜　含挥发性辣素，可消除积存在血管中的脂肪，有明显降脂作用，是主治高脂血症和动脉硬化的良药。

洋葱　含有前列腺素A，它能舒张血管，降低血液黏度，减少血管的压力。同时洋葱还含有二烯丙基二硫化物和含硫氨基酸，可增强纤维蛋白溶解的活性，具有降血脂、抗动脉硬化的功能。

茄子　含有较多的维生素P，能增强毛细血管的弹性，因此对防治高血压、动脉粥样硬化有一定作用。

节食减肥影响血液循环

1. 热量不足影响血液循环

女性人体构造比男性更为特殊，机体对营养的需要也比较特别，既要满足生长的需要，又要满足每日工作、家务的需要。每日所需要的热量一般不能少于9600千焦（2300千卡~2400千卡），如果达不到这一标准，就会影响身体健康的血液循环。

2. 蛋白质流失血液循环受阻

节食必然导致蛋白质的摄入不足，造成负氮平衡，使生长迟缓，抵抗力下降，神经也会受到影响。同时血液循环也会受阻，严重影响身体健康。

3. 缺乏维生素影响血液健康

节食可引起多种维生素缺乏病，如维生素B_2缺乏时可导致脚气病；维生素C缺乏时可导致坏血病；维生素D缺乏时可引起骨代谢异常，导致身材或骨骼变形。维生素不足同样影响血液的健康，导致人体循环不畅。

提高造血功能的营养食物

1. 富含优质蛋白质的食物

优质蛋白质能够促进血浆与水分之间的平衡，并且组成和修复血液细胞，促进体内血液的健康环境。

推荐食物：蛋类、乳类、鱼类、瘦肉类、豆类、虾。

2. 富含维生素 C 的食物

维生素 C 具有能够参与造血、促进铁质吸收的作用，对于治疗坏血病、贫血都很有效。

推荐食物：酸枣、杏、橘子、山楂、番茄、苦瓜、青笋。

3. 富含铁的食物

铁是构成血液的主要成分，缺铁是贫血者较为常见的现象之一，补充铁质能够促进血液的生成。

推荐食物：鸡肝、猪肝、蛋黄、海带、黑芝麻、黑木耳、蘑菇。

4. 富含铜的食物

铜的生理功能就是参与造血，铜的缺乏也会引起铁的吸收障碍和血红蛋白的合成减少。

推荐食物：牡蛎、大白菜、海蜇、葡萄干、青豌豆、紫菜、马铃薯。

平衡膳食才能促进血液健康

1. 热量食物来源构成合理

膳食中的热量主要来自四类食物，它们的组成结构建议为：粮谷类食物提供热量：60%~70%；薯类食物提供热量：5%~10%；豆类食物提供热量：5%；动物性食物提供热量：20%~25%。根据三大热源物质的需要量，选择和确定各类食物的数量、品种，糖类食物主要来源为粮食类。

2. 热量营养素摄入量比例合理

碳水化合物、脂肪、蛋白质三大营养素称之为热营养素，要组成合理的热量分配，碳水化合物、蛋白质、脂肪三者摄入量的比例建议为 6.5:1:0.7。

3. 热量结构合理

三种产生热营养素所提供的热量比例建议为：碳水化合物提供热量 60%~70%；脂肪提供热量 20%~25%；蛋白质提供热量 10%~15%。

4. 蛋白质食物来源组成合理

植物性蛋白质约占 70%，动物性蛋白质约占 25%，豆类蛋白质约占 5%，其中动物性及豆类称之为优质蛋白质，二者之和应在 30% 以上。

5. 脂肪食物来源组成合理

植物性脂肪约占 60%，动物性脂肪约占 40%，其中饱和脂肪酸（存在于动物脂肪中）所产生的热量，应占总热量的 10% 以下。

让你吃出好气色的轻食物

Top 1：莲藕

中医认为，生藕性寒，有清热除烦之功效，特别适合因血热而长"痘痘"的患者食用。煮熟后由凉变温，有养胃滋阴、健脾益气、养血的功效，是一种很好的食补佳品。

Top 2：西蓝花

它含有丰富的维生素A、维生素C和胡萝卜素，能增强皮肤的抗损伤能力，有助于保持皮肤弹性。

Top 3：大豆

含有丰富的维生素E，不仅能破坏自由基的化学活性，抑制皮肤衰老，还能防止色素沉淀，让肌肤白皙有光泽。

Top 4：番茄

含有番茄红素，有助于展平皱纹，使皮肤组织细嫩光滑。常吃番茄还能预防黑眼圈，以及保护肌肤不被晒伤。

Top 5：猕猴桃

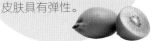

它的维生素C含量非常高，一个猕猴桃就可满足一天的维生素C需要量。维生素C可以消除自由基，预防皮肤伤害，帮助制造胶原蛋白，让皮肤具有弹性。

Top 6：玫瑰花

中医认为，玫瑰花的药性非常温和，能够温养人的心肝血脉，散发体内瘀滞的气血，起到镇静、安神和调节内分泌的功效，对面部有黄褐斑的女性尤为适宜。

Top 7：蜂王浆

蜂王浆中不仅含有丰富的营养素，还有多种活性酶类、有机酸和激素样成分等，具有延缓衰老、调节内分泌的作用，可提高食欲、增强组织再生能力和机体抵抗力。

Top 8：燕窝

燕窝以水溶性蛋白质成分为主。与一般食物蛋白质不同的是，燕窝中的细胞分裂激素和表皮生长因子，具有调节机体内分泌功能，能促进组织再生及增加细胞诱发的免疫功能。

Top 9：花粉

花粉含有200多种营养保健成分，具有抗衰老、增强体力和耐力、调节机体免疫力及平衡内分泌等功能。尤其对女性来说，是副作用小、安全性高，同时又效果卓著的美容滋补品。

黝黑肌肤 增强肌肤训练才能减肥成功

肌肤的颜色越暗越深，反映的问题也就越严重。如果说，肌肤出现暗黄色只是中级警报的话，那么你仔细照照镜子，发现最近肤色很不干净，灰突突的甚至发黑，脸还总有些深深浅浅的斑点，这时的肌肤问题已相当严重。

颜色分析

灰黑色的肌肤在提示你，它正在渐渐丧失活力，日晒、污染、身体和心理压力产生的自由基，阻碍了肌肤自身正常的新陈代谢，正在加速肌肤老化。

紫外线中的长波 UVA 对肌肤的伤害非常大，特别是在春天。很多人不注意春天的防晒，甚至长时间直晒太阳。肌肤老化、失去活力很重要的原因就是由于紫外线长时间照射，即使在室内工作的人，如果不注意防晒，UVA 还是会透过玻璃折射近来，伤害肌肤。肌肤发灰黑色则是肾虚的表现。

黝黑肌肤对抗法

香烟和咖啡对肌肤的伤害是潜移默化的，因此对于常常失眠的女性来说，不妨养成喝绿茶的习惯，绿茶不仅能够舒心提神，还能清肠排毒。同时在排毒的时候，不妨煲一锅活血补肾汤，放入地黄、当归、枸杞、黑芝麻和桑葚，一周喝 3~4 次，肌肤颜色就会得到很明显的改善。

体内温补的同时还要强化肌肤屏障，阳光灿烂的日子一定要防晒。外出的时候，可以选择同时防 UVA 和 UVB 的防晒霜，如果是向阳的办公环境，在室内也应抹一点防 UVA 的防晒霜。

如果肌肤已经出现了灰黑色，那么洗脸和沐浴的时候尽量选择含有维生素的产品，特别是含有维生素 E 的产品，这可以在一定程度上阻碍皮肤微血管循环的自由基，维持肌肤的活力。不过，倘若肌肤灰黑色很深，甚至已经开始长斑，就需要向肌肤护理的专业人士进行咨询。

维生素 C 帮助缓解黝黑肌肤

维生素 C 可以参与胶原蛋白的合成，没有维生素 C，胶原蛋白将无法合成。其中胶原蛋白被人们称之为"骨中骨，肤中肤，肉中肉"，可以说胶原蛋白在人体中无处不在。说到对人体的美容作用，胶原蛋白对皮肤具有滋养、紧肤、亮肤、除皱、营养、修复等作用，从而使皮肤更加鲜嫩和更有活力，使你光彩照人，如果想美白，就适当地吃些维生素 C 吧。维生素 C 也是一种很好的抗好化剂，它能清除导致人体衰老的自由基，从而使人体机能保持健康活力。除此之外，维生素 C 还可以保护细胞，具有解毒和保护肝脏的作用。

缺乏维生素 C 会导致肥胖

不爱吃富含维生素 C 的新鲜水果和蔬菜的人可能更容易肥胖，据美国《洛杉矶时报》健康新闻报道，美国亚利桑那州立大学的约翰逊教授最新研究认为，缺乏维生素 C 是导致一些人肥胖的一个重要因素，因为维生素 C 可以影响我们人体中消耗脂肪的肉碱的形成。一旦缺乏维生素 C，那么人体就不能产生足够多的肉碱来消耗脂肪，从而就会致使脂肪堆积。

从科学的角度来说，成人每天需要摄入 100 毫克维生素 C 才能够保持体内维生素均衡。含维生素 C 丰富的食物有：柿子椒、草莓、番茄、橙子等。

维生素 C 要控制摄取量

一直以来，有不少人认为维生素 C 无毒性，在日常生活中大量摄取会更有利于健康。然而，保健之道在于营养平衡，过量摄入维生素 C 是有害无益的。

如果每人每天摄取 1000 毫克以上的维生素 C，并持续一年，就会出现恶心、腹部不适、高渗腹泻、红细胞被破坏以及泌尿系统结石等不良反应。此外，还可能出现对大剂量维生素 C 的依赖性，即长期大剂量摄入后，小剂量维生素 C 不再能满足肌体代谢的需要。此外，过量的维生素 C 不仅不能增强人体的免疫能力，反而会使其作用受到削弱。

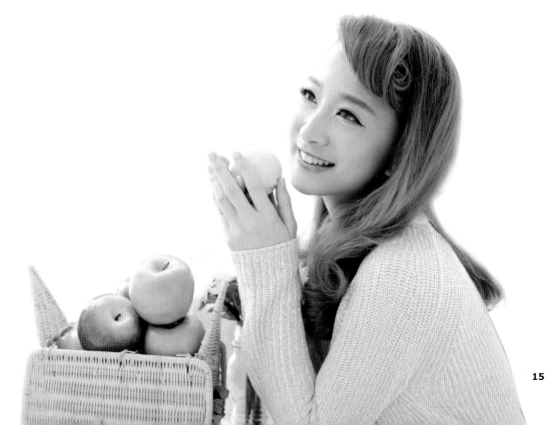

B 族维生素可帮助热量代谢

维生素 B_1

维生素 B_1 有助于体内葡萄糖被利用转换成热量，加速肝糖的消耗利用。

主要食物来源为：豆类、糙米、牛奶、家禽。

维生素 B_2

维生素 B_2 则可帮助脂肪燃烧，它是脂肪转化为能量、体力不可或缺的营养素。摄入后燃烧了脂肪，避免脂肪贮积于体内，还有扫除肠道的作用。

主要食物来源为：瘦肉、肝、蛋黄、糙米及绿叶蔬菜，小米含有大量的维生素 B_2。

维生素 B_6

维生素 B_6 是体内许多重要酶系统的辅酶，它参与蛋白质、不饱和脂肪酸等营养素的代谢。维生素 B_6 与 B_1 一同补充，既有助于消除脂肪，还能让你的肌肉更牢固、线条更优美。

主要来源为：瘦肉、果仁、糙米、绿叶蔬菜、香蕉。

维生素 B_{12}

维生素 B_{12} 则可以促进新陈代谢，提高脂肪、糖类、蛋白质的代谢利用率。

主要来源为：肝、鱼、牛奶。

减肥的两大原则是减少摄入和增加消耗，最好能够双管齐下，一方面调整饮食，一方面加强运动。另外，多补充维生素对减肥也极有帮助，而且事实上不管是采取哪一种减肥方式，维生素的补充都是不能忽略的。

黝黑肌肤的白色减肥误区

许多怕胖的女生不敢吃饭，因为饭的主要成分是淀粉，担心吃多了淀粉会肥胖；不敢吃肉、蛋，怕胆固醇太高，不但会变胖，还会影响健康。

其实这些食物里面含有丰富的 B 族维生素，假使完全不摄取，对身体产生不良影响。例如缺乏维生素 B_1，人体就无法顺利地将葡萄糖转化为热量；缺乏燃脂必需的维生素 B_2，会影响体内脂肪的代谢，使脂肪囤积造成肥胖；没有维生素 B_6 的帮助，体内蛋白质就无法顺利代谢；而缺乏维生素 B_{12} 则无法顺利代谢脂肪酸，且会导致脂肪、蛋白质及碳水化合物无法被身体适当运用。

不吃米饭、肉类、奶蛋就无法摄取足够的 B 族维生素，没有 B 族维生素人体就无法顺利地代谢热量，造成脂肪囤积。越是想避免吃一些自以为会胖的食物，越容易造成营养摄取上的偏差，从而形成一种恶性循环，有些人减肥却越减越肥，正是这个原因。

增强肌肉训练的瘦身操

运动永远是减肥瘦身的最佳方式，通过运动健身加强身体素质，改善黝黑的肌肤状态，让你更加精神焕发，又能拥有曼妙身型。

Step1：预防下半身肥胖——双脚与肩同宽，双手交叉放在肩膀。身体慢慢往下降，尽量将臀部稍微往后坐。反复起蹲 20 次。

Step2：抬手坐姿活络全身肌群——延续上一个动作，将手改为平举，可手持哑铃增加重量。反复起蹲 20 次。

Step3：紧实下半身曲线——脚与肩同宽，双手叉腰，右脚往后踩，脚跟踮起来。上半身不动，身体慢慢往下降。上下反复 10~12 次。

Step4：锻炼腰腹线条——右手扶着墙壁，身体挺直，眼睛直视着左脚，并将左脚慢慢往上提升至约 60 度角左右，直到腰侧有收紧的感觉即可。左右各抬腿 15 次。

Step5：双手扶靠桌椅伸直，身体与地面约呈 60 度角，手臂稍微用一些力，手臂内侧顺着夹进来，下降约 10~15 度角，并停留 8~10 秒钟。

Step6：起身时左脚往前踏，顺势让身体站起来。（做这个动作时，必须要让身体处于舒服的位置，并感觉手臂后侧紧紧的。记得不要让你的腰掉下来，以免分散力道。）

有效消耗脂肪的运动

1.12 分钟的自由泳，可以消耗 836 千焦的热量

每天进行能消耗 836 千焦热量的运动，每周进行 3 次，就可以远离肥胖的困扰。时间短且热量消耗大的游泳运动是节省时间的最好选择。同样是游泳，自由泳的运动量比较大，只需要 12 分钟就能消耗掉大量热量。

2. 每日 1 万步的行走能保持体型不反弹

以感觉稍稍有些出汗的速度，每天行走 1 万步，就可消耗 836 千焦的热量。1 个月就可以减重 1 千克。换算成时间，相当于每天行走 2 小时，你可以用略快于平常的速度行走 4 千米。在台阶等有坡度的地方行走更为有效。

3. 慢跑 20 分钟以上就能出效果

有氧运动能充分燃烧体内脂肪，并不断输送氧分到身体各部分，是一种效果出众的减肥方法。慢跑属于有氧运动，进行 20 分钟后，体内的脂肪开始燃烧，达到减肥的效果。游泳、散步等也都属于有氧运动，可根据不同条件选择。

3 泛红肌肤 蔬果维生素是减肥的最佳选择

肌肤泛红不一定是健康的标志，过于泛红的肌肤或是持久泛红都是身体的不良信号，常常被人称赞面色红润的你该检查自己的身体了。

红色警报 —— 热盛体质易过敏

通常人们认为脸色红润是身体健康的表现，但是，有时肌肤颜色发红却并不一定健康。如果气色好得让人感到夸张，还伴随着灼热、发痒、红肿，那就是拉响了红色警报。

颜色分析

肌肤出现红色，应该说是肌肤颜色警报中最普遍的。肌肤发红的原因很多，主要分为两种类型，一是天生的，二是环境诱发的。

到了夏天，人体新陈代谢会加快，有些人由于血液流速加快，皮肤散热导致肌肤出现潮红。这种红色虽然并不健康，但是肌肤发红的人大都属于内热型的热盛体质，以精力、体力充沛的年轻人最为多见。

除了天生是热盛体质，肌肤发红最普遍的原因是肌肤在营养不足，自身抵抗力严重下降时，由外界环境诱发的过敏反应。比如最近易失眠，经常熬夜；常吃油腻、辛辣的东西；工作、生活压力太大，心情非常糟糕等等，这些因素都会直接伤害肌肤的健康。一些过敏体质的人，遇到花粉、柳絮、灰尘等，也都会造成过敏性肌肤发红、脱皮、发痒。

治疗方法

少吃油腻、辛辣的食物，尤其是羊肉等易发外的食物，尽量吃新鲜多汁的水果，可以适当地喝点花茶或绿茶，在即将到来的炎热天气里能起到清热的作用。

对于油性易过敏的肌肤来说，在保证睡眠，饮食清淡的同时，最好用补水的方式来疏导和安抚肌肤。在洗脸时要使用抑菌性的洗面露或沐浴液，比如用含有迪保肤成分的抑菌型浴液，对油性敏感肌肤的清洁能起到很好的效果。

红色食物帮助均衡泛红肌肤

泛红肌肤的人同样可以食用红色食物，只要选择正确的食物和方法，就能够通过红色食物达到美肤瘦身的效果。

番茄

番茄富含番茄红素、胡萝卜素和维生素C、铁、钙、钾等营养素，具有防癌、抗衰、美容的保健功效。番茄红素是一种脂溶性的红色类胡萝卜素，因此番茄与油脂一起加热烹调后可提高番茄红素的吸收率。经常食用番茄，能够改善面部泛红的情况，让肌肤更加净白。

樱桃

樱桃是春末夏初时节鲜果中早早登场的红色尤物，不仅含有丰富的维生素C和铁质（每100克鲜果中铁含量大约是同量山楂的12倍，苹果的20倍），还有丰富的花青素、栎精、绿原酸及多种类黄酮等植物营养素，具有抗炎症，美肌养颜的作用。

电脑一族必备 —— 胡萝卜

每天长时间对着电脑屏幕的上班族，不仅面部肌肤不健康，视力也会受到很大影响。胡萝卜不仅能够帮助改善面部肤色，其蕴含的胡萝卜素能补肝明目，植物纤维则能加强肠道的蠕动，清除体内垃圾，帮助瘦身。

减肥好帮手——红苹果

红苹果不仅能促进体内胆固醇的代谢，而且富含的维生素C能够改善肌肤色泽，让肌肤变得更加白净。同时红苹果中所含有的维生素和食物纤维，能够帮助缓解下半身肥胖的问题。

好气色吃出来——红枣

红枣是一定不要错过的美肤瘦身好帮手，不管是当小零食，还是泡茶熬粥，都能够帮助改善肌肤色泽，同时畅通体内循环，帮助缓解身体压力，同时能够起到减肥瘦身的作用。

此外，红色的食物还包括红辣椒、红葡萄、草莓、山楂、石榴、西瓜等。含有丰富的维生素、铁、多种氨基酸等营养成分，具有美肤减肥的作用，能让人更加健康和美丽。

分解脂肪效果惊人的健康蔬果

有一些蔬果不仅能够给身体带来丰富的营养，还能够有效地分解体内的脂肪，想要减肥瘦身又保持营养一定要选择它们。

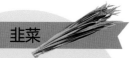

韭菜

韭菜含丰富的纤维素，能有效扩张血管、降低血脂、促进肠蠕动，排出过多的营养与代谢废物，达到清洁肠道与减肥的效果。其中的硫化物还可使人体内的酪氨酸系统功能增强，改变毛囊内的黑色素浓度，美白肌肤。

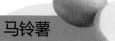

马铃薯

马铃薯中仅含0.1%的脂肪，而蛋白质含量却明显高于黄豆，并且含有碳水化合物、B族维生素、维生素C、钙、镁、钾等。其中丰富的纤维素，能够帮助减少脂肪的摄入。

含辣椒素的蔬菜

日本京都大学研究表明，含辣椒素的蔬菜有防止肥胖的作用，可促进脂肪代谢，减少脂肪堆积，辣食中的可溶性纤维是一种良好的淀粉阻滞剂，可阻止碳水化合物的吸收，纤维在胃中吸水膨胀，形成较大体积，产生饱胀感，有助于减少人们的食量控制体重。

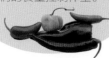

黄瓜

黄瓜含有丙醇二酸，能抑制体内的糖类物质转化为脂肪，有效地减少体内脂肪的堆积。此外，黄瓜中的纤维素能促进人体肠道内腐败物质的排除，起到减肥瘦身的效果。

冬瓜

冬瓜所含的B族维生素能加速将糖类、淀粉转化为热能，从而减少体内脂肪，有利于减肥。同时冬瓜热量低并含水分多，有明显的利尿作用，在清理体内环境与减肥瘦身上都有很好的促进作用。

过量运动是错误的减肥法

减肥切忌过量运动

若运动量加大，人体所需的氧气和营养物质及代谢产物也就相应增加，这就要靠心脏加强收缩力和收缩频率，增加心脏输出血量来运输。做大运动量运动时，心脏输出血量不能满足机体对氧的需要，使机体处于缺氧的无氧代谢状态。无氧代谢运动不是动用脂肪作为主要能量释放，而主要靠分解人体内储存的糖原作为能量释放。

运动时间 1 小时为宜

因在缺氧环境中，脂肪不仅不能被利用，而且还会产生一些不完全氧化的酸性物质，如酮体，降低人体运动耐力。短时间大强度的运动后，血糖水平会降低，血糖降低是引起饥饿的重要原因，这时人们往往会食欲大振，这对减肥是极为不利的。

在进行有氧运动时，首先动用的是人体内储存的糖原来释放能量；在运动 30 分钟后，便开始由糖原释放能量向脂肪释放能量转化；大约运动 1 小时后，运动所需的能量才以脂肪供能为主。如现在常见的跳健身操减肥塑身，持续时间只有 1 小时左右。也就是说，在脂肪刚刚开始分解的时候，人们就停止了运动，其减肥效果自然不言而喻。

低中强度运动更有效

人体肌肉是由许多肌纤维组成的，主要可分为两大类：白肌纤维和红肌纤维。在运动时，如进行快速爆发力锻炼，得到锻炼的主要是白肌纤维，白肌纤维横断面较粗，因此肌群容易发达become粗壮。用此方法减肥会越练越"粗"。总之，要达到全身减肥的目的，就应做心率每分钟在 120~160 次的低中强度、长时间耐力性有氧代谢全身运动。例如：健身操、慢长跑等。

肌肤泛红者要注意

肌肤泛红的人更不能够进行过量过激的运动，这样不仅会让你的肤色变得更红，同时也会影响你的身体状况，而是应该根据自身的情况，选择适合自己的运动，并且循序渐进，按照科学的度来进行运动减肥。

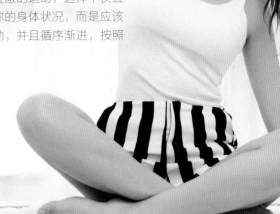

4 泛黄肌肤 健康作息搭配均衡营养安全瘦身

　　肌肤出现暗黄、发灰的颜色，在都市女性中较常见，暗黄色预示你的脾胃不和，体内积累大量毒素，需要及时调整身体状态，否则强效减肥反而影响身体健康。

颜色分析

　　肌肤的暗黄色是对你近段时间以来繁重压力及体内毒素瘀积的直接反应。从中医角度来说，肌肤出现暗黄、发灰的颜色，也反映了体内脾胃不合。职业女性一旦忙起来，饮食就没有规律的时间和合理的营养，很容易造成脾胃不和、贫血等问题。尤其是在消化不良、血虚的情况下，最基本的日常供给达不到，肌肤不能得到营养。如果再多愁善感、忧虑，则"思虑伤脾"，从而使肌肤也逐渐变得暗淡、发黄。

减肥对策

　　如果肌肤的暗黄色已经持续一段时间了，减肥就需要先从内部下手，从调节脾胃开始了。

　　每天要尽可能地多喝水，清洁肠胃，在饮食上即使很难做到按时吃饭，但至少要保证饮食的质量。一定要减少吃油腻和甜食的次数和量，否则很容易伤及脾胃。多吃青菜、水果的同时，可以适当地吃一些瘦肉、坚果和豆制品。

身体是如何将食物变成能量的

　　食物进入我们体内的第一关就是口腔，牙齿的咀嚼，混合上唾液，进行的是一次粗加工。而后，粗加工的食物进入我们的胃，通过胃的蠕动，混合胃、肝、胆、胰分泌出来的各种消化液，进行细加工，而后进入小肠，营养被吸收，糟粕从大肠排出。

避免频繁摄食令皮肤发黄的食物

　　胡萝卜、南瓜、橘子汁、空心菜、甘蓝菜、芒果等蔬菜瓜果富含胡萝卜素，过多地摄入引起胡萝卜素血症，导致皮肤变黄，以手掌、足底最为明显，其次是面部、耳后，严重者可累及全身皮肤。另外过量食用木瓜也会让皮肤变黄，木瓜也并非所谓的多吃就能起到丰胸效果。

是什么让皮肤〝变黄〞

1. 堆积在皮肤表面的油腻、角质以及污垢如果不及时清理掉，长时间的沉积就会使这些脏东西深入皮肤的内层，而导致皮肤粗糙暗黄，失去光泽和弹性。

2. 紫外线对皮肤的伤害具有不可逆转性，长时间日晒后，皮肤的抗自由基能力变弱，代谢速度会减慢，皮肤中的细胞颜色加深，就会形成黄肤色。

3. 长期缺乏运动，身体以及皮肤的循环代谢减慢，导致体内囤积过多的杂质，皮肤自然也会容易变得暗黄，缺乏生气。

4. 身体内部营养素不足，或是膳食不均衡，身体缺乏营养的滋润和保护，皮肤也会变得暗黄无光。

补充维生素 C 驱逐面部黄沙天气

柠檬是水果中的美容佳品，因含有丰富的维生素 C 和钙质而作为化妆品和护肤品的原料。用柠檬美白，既可以内服也可外用。另外，柠檬中还含有大量的果酸成分，可软化角质层，去除死皮，促进皮肤新陈代谢。

樱桃中丰富的维生素 C 能滋润美容皮肤，有效抵抗黑色素的形成。新鲜樱桃含糖、蛋白质、β 胡萝卜素、铁等丰富的营养。樱桃的含铁量为苹果的 20 倍，梨的 30 倍，而铁是血液中血红素的重要成分，血液充足肌肤当然白里透红！而 β 胡萝卜素及维生素 C 都是美白肌肤一定要多补充的，多吃樱桃可以让肌肤真正细腻、有弹性。

富含维生素 C 的食物

金橘

金橘中富含大量的维生素 C，具促进人体新陈代谢的作用，同时其清新香味则能够让人精神放松，起到提神醒脑的作用。

柑橘

柑橘也叫做蜜柑，其中含有大量的维生素 C，而从柑橘皮中萃取的柑橘精油可增强人体免疫力，镇静神经，消除焦虑和心理压力，并具有较强的抗老化的作用。

木瓜

木瓜被世人誉为万寿瓜，木瓜所含酵素近似人体生长激素，多吃可令人保持青春，而其中所含有的丰富维生素 C、铁、钾、钙、胡萝卜素、叶黄素等可为人体提供多种营养。

早上吃饱，中午吃好，晚上吃少的道理在哪里 ■■■■

按中医里的子午流注理论，每天的辰时，也就是早上 7 点至 9 点，是胃经最旺的时刻，有胃病的朋友，这个时段可以按摩胃经，能得到很好的疗效。著名的养生大穴"足三里"也在胃经上。很多减肥的朋友发现每天按摩足三里，对减肥有事半功倍之效。其实也从侧面证明了一点，良好的脾胃是减肥的首要。所以，在辰时进餐，也是营造气血的最佳时段。控制晚餐减肥也是有道理的，建议晚上喝点粗粮粥或是魔芋粉。

少食多餐好处多 ■■■■■■

少食多餐也是我们经常听说的保健观念，尤其是脾胃不好的朋友，一口气吃太多东西脾胃受不了，少食多餐能在保证营养的同时，又护及肠胃。胃口大，老是觉得饿的减肥者，可以采用少食多餐，不要等饿得不行了，再一口气吃下很多东西，那只会使虚弱的脾胃越来越虚。

尽可能摄取维生素 ■■■■■■

另外，无论是饮食还是外用，都要尽可能地摄取维生素。比如，维生素 C 能够抑制色素沉着，排除肌肤组织中的毒素；而维生素 E 能抵御游离基侵害肌肤，使肌肤中的血液明亮干净；维生素 A 可以改变老化的肤质和黯沉肤色。

帮助提高代谢运力的食物 ■■■■■■

"拥抱"绿茶

绿茶不仅能抗癌，还能加快新陈代谢。研究结果表明，每天喝 3 次绿茶或摄入 3 次绿茶萃取物的人，新陈代谢速度比不喝绿茶的人快 4%。也就是说，每天多燃烧 0.25 千焦热量，一年减掉 2.72 千克脂肪！这大概是因为绿茶含有儿茶酸，儿茶酸能增加体内肾上腺素的水平，而降肾上腺素能加快新陈代谢速度。

亲近香蕉

香蕉里含有丰富的钾元素，钾能通过调节体内水的平衡，来加快新陈代谢速度。如果你的身体缺水，新陈代谢速度就会降下来，脂肪燃烧就会减少。每天要确保摄入 2000 毫克的钾，而一个香蕉中含有 450 毫克，一杯牛奶含有 370 毫克，一只橘子中含有 250 毫克。

用杂粮代替淀粉

你不能没有精致的主食是吗？可是，你应该好好想想：精细的碳水化合物，比如面包、马铃薯和米饭，能刺激胰岛素分泌，从而降低体内的新陈代谢水平。你应该控制饮食中的淀粉摄入量，而把注意力转移到水果、蔬菜和粗粮上去。在买面包时，你最好先看看，营养成分列表上标注的是不是全麦、燕麦或者小麦？

少食多餐怎么吃

很多减肥方法中，都提到了一个概念，少食多餐。到底少食多餐应该怎么吃？比如一天多餐多到什么程度为好，或者是把三餐的分量分成四餐，总量不变，还是只需要每一餐都尽量少吃就好呢？下面，我们就一起来看一下。

 早晨 6 点至 9 点

早餐时间到了。早餐是新的一天获取能量的重要来源，切勿草草打发。含丰富蛋白质的早餐搭配可以帮助你实实在在地赶跑饥饿。最佳选择包括鸡蛋、腊肠、酸奶。如果你偏好甜味，新鲜水果和燕麦粥是不错的选择哦。

 早晨 10 点 30 分

此刻若感到饥饿，可以选择一些低糖类的点心，如酸奶酪充饥。当然，不饿的话就管好你的嘴吧。

 中午至下午 2 点

午饭时间到了。这一餐要吃得丰盛均衡，鸡肉、鱼肉是丰富的蛋白质来源，蔬菜、水果是必要的维生素补充。适当摄取坚果和橄榄油对健康有益。

 下午 4 点 30 分

补充能量进食蔬菜沙拉或吃一个苹果。这时候需要控制自己的食欲，不能因为饥饿而进食大量含有油脂的食物。

 下午 5 点至晚上 8 点

晚餐时间到了。菜单中需备齐含蛋白质、维生素和少量脂肪的食品。例如肉类搭配芦笋这类有美容功效的蔬菜就是不错的组合。

 晚上 9 点至次日早晨 6 点

这段时间进食最容易发胖。科学地讲，此时的食欲往往是管不住自己的嘴而不是腹中空空所诱发的。因此，如果有什么力量驱使你走向食橱和冰箱，光为自己的身材考虑也要学会拿捏控制。

5 肌肤苍白 多从事有氧运动有助减肥

肌肤苍白会让人看起来有病态感，精气神不足，因此以这样的身体状况进行减肥的话，其实对身体的伤害反而更大。

如果以下症状你有两项以上，当心贫血来袭 ■ ■ ■ ■ ■

1. **软弱无力**：身体常常感到疲乏、困倦，身体总是处于一种有气无力的状态。
2. **皮肤、黏膜苍白**：皮肤、黏膜呈现出苍白的色泽，气色不佳常常被称为病态。
3. **心悸**：心脏常常跳动加快有心悸的现象，严重者还会有心绞痛的表现。
4. **呼吸困难**：常常会气急或是呼吸困难，多走动或是上楼就会特别的气喘。
5. **头晕眼花**：常有头晕、头胀、耳鸣、眼花的现象，注意力也不能很好的集中。
6. **消化不良**：食欲下降、恶心，腹部胀气并有便秘的现象。

饮食的四大要诀 ■ ■ ■ ■ ■ ■

少吃

一日三餐，每餐不超过七成饱的食量即可，进食过多会造成代谢障碍，没有消化的东西就会在体内形成毒素，污染血液健康、堵塞血管，而降低体温。

少喝

特别是在冬季，饮水过多会导致多尿，而每次身体排出水分都会造成热量流失，因此冬季特别需要注意饮水适量，保持健康饮水量。

少调味

过多的调味品，特别是含有人工色素、味素和防腐剂的调味品，会造成对胃部的伤害，污染体内环境从而堵塞血管，而引起体温下降。

补充营养剂

补充维生素 B_3（烟酸）、维生素 E、碘、铁、左旋肉碱、辅酶 Q_{10}、深海鱼油等营养素，能够帮助提高体寒体质的温度，同时保持健康的体温。

素食减肥容易弄坏身体

很多人认为素食能够有效地减肥，但是很多素食者往往面色苍白，身体更是存在营养不良的问题，因此素食减肥仍需慎重。

不利于降压

食用肉类和蛋类，可以增加血管的营养，保持血管良好的弹性。严格素食，一点肉都不吃，其结果是血管弹性变差。因高血压、高血脂而不敢吃肉的人群，血液中的血脂如果偏高，是可以用药物祛除的，假如血管弹性变差，就很难恢复了。

身体严重缺乏蛋白质

蛋白质是组成一切细胞的主要成分，是生命活动的物质基础。动物类蛋白食物含人体必需的氨基酸，营养丰富、全面，生物价值高，易被人体吸收合成人体蛋白质，这是植物类蛋白食物远不及的。如长期单纯地素食，会导致人体摄入的蛋白质不足。

影响维生素的吸收

素食中的脂肪含量较低，会影响脂溶性维生素 A、维生素 D、维生素 E 和维生素 K 的吸收。缺乏维生素 A 容易患夜盲症和呼吸道感染；缺乏维生素 D 易患骨质疏松症；缺乏维生素 E 会引起溶血性贫血、脂溢性皮炎和氨基酸代谢障碍、免疫力下降；缺乏维生素 K 易引起各种自发性出血。

素食让美丽值下降

女性长期坚持素食，又不注重营养均衡，会带来很多身体问题，体内碳水化合物、蛋白质、脂肪比例失衡，造成身体内分泌失调和免疫力下降，使得面色和气色不佳，身体内部不健康就会让外表精气神不足，美丽值自然也就下降。

TIPS：下列几点建议提供给素食者参考

1. 进食各种食物以达到蛋白质互补作用。
2. 选择全谷类，如糙米、全麦面包。
3. 搭配选择豆类、核果类。
4. 多选择深绿色蔬菜。
5. 奶素者应选择低脂或脱脂奶制品。
6. 避免进食过量甜食和高油食物。
7. 多摄食维生素 C 含量丰富的水果，以利铁质的吸收。
8. 摄取足够的热量并维持理想体重。

素食者应特别补充的营养素

蛋白质

黄豆制品是最重要的蛋白质来源之一，黄豆可制成豆腐、豆干、豆皮、豆汁、豆腐乳、豆豉及豆浆等，通常黄豆所含甲硫胺酸稍为不足，但如果吃足够的黄豆食品，则蛋白质总量多，甲硫胺酸的摄取量也会超过个体的需要量。另一方面，黄豆蛋白质含有大量的离胺酸，也可补充一般谷类（米、面粉、玉米）蛋白质中所缺乏的离胺酸。

当我们吃米与豆类、豆浆与烧饼油条及其他很多餐食，即在不知不觉中自动地符合了蛋白质的相辅功能而形成完全蛋白质。牛奶、乳酪中所含的蛋白质是高品质的蛋白质来源。

维生素 B$_{12}$

维生素 B$_{12}$ 只存在于动物性食品中，素食者最易缺乏维生素 B$_{12}$，但维生素 B$_{12}$ 在牛奶中的含量是足够的。植物性食品中维生素 B$_{12}$ 主要存在于海草类的食物如紫菜、昆布等食物中。倘若饮食中没有维生素 B$_{12}$，靠肠肝循环，可以维持 20 年不患维生素 B$_{12}$ 缺乏症。但若吸收不良，大约 3 年就会有缺乏症状。所以全素时间越长，越有罹患维生素 B$_{12}$ 不足之虑，应适量补充维生素 B$_{12}$。

铁

对素食者而言，另外一个重要的问题是可能有铁的缺乏及缺铁所引发的严重贫血。维生素 C 有利于铁质的吸收，但植物性食物中所含的草酸、植酸、磷酸会与铁结合，使其不易溶解，不利吸收。对素食者而言，则需更加注意食物摄取是否得当，注意补充铁剂，以免引起缺铁性贫血。可以通过果实核仁、豆腐、南瓜子来补充。

维生素 D

长期素食者易患骨质疏松症。应尽可能多地晒太阳以获得足量维生素 D，或从奶制品中摄取钙。

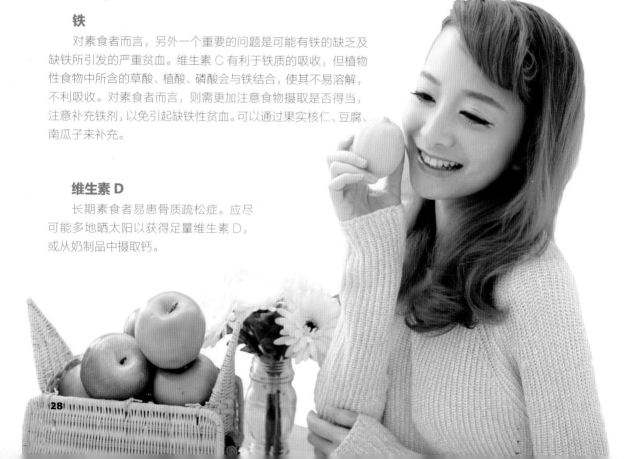

健康减肥食谱

方案一：

早餐：全麦馒头 1 个、煎蛋 1 个、豆浆 1 杯。

午餐：如意面 1 碗、青江白菜 100 克、枸杞丝瓜汤。

晚餐：黄瓜金针菇汤。

烹调方式：金针菇 80 克、香菇（干）20 克、大黄瓜 100 克、香菜少许；大黄瓜削皮切片，香菇切条，与金针菇加适量调味料烹煮，再加一些香菜。

营养成分：豆浆含丰富维生素 A、B 族维生素及钾、钙等矿物质，具滋润皮肤及抗癌的功效。黄瓜含的热量极低，能清热化痰，利尿排毒，更能强化身体免疫功能，是现代人最佳防癌的天然食物。

方案二：

早餐：松饼、蜂蜜、米乳。

午餐：番茄通心面（煮熟通心面 1.5 碗、番茄 50 克、高丽菜 50 克、碎肉末 50 克、油 1 茶匙），柴鱼豆腐汤（豆腐 2 块、柴鱼少量）。

晚餐：木耳大白菜汤。

烹调方式：大白菜 200 克、木耳 50 克、金针菜（干）30 克、芥菜末 50 克、胡萝卜 100 克；大白菜切片，木耳、胡萝卜切适当大小，加入金针菜用 4~5 碗水煮，调味后撒芥菜末。

营养成分：蜂蜜含多种酵素及营养素，不过热量与一般砂糖一样，平时也应限量食用。番茄有"蔬菜之水果"之称，主要含有丰富的膳食纤维及维生素 C，番茄有促进消化的作用，其维生素 C 在烹煮过程中，不像一般蔬果容易被破坏。

方案三：

早餐：全麦花生土司 4 片、花生酱 1 茶匙、三色沙拉（大黄瓜片、小黄瓜片、番茄各 50 克），稀释柳橙汁 1 杯。

午餐：胚芽米饭半碗，菠菜牛肉（菠菜 80 克、牛肉 40 克、油 1 茶匙），香菇豆腐（香菇 10 克、豆腐 1/2 块、酱油少许、醋少量），萝卜清汤。

晚餐：香菇高丽菜汤。

烹调方式：洋葱 50 克、高丽菜 100 克、香菇 100 克、荷兰芹 100 克；香菇切丝，荷兰芹切块状或条状，加 4~5 碗水煮，添加适当调味料。

营养成分：新鲜黄瓜含水量是蔬菜中最高的，可当水果生食，生津止渴，又无热量的负担。含丰富钾质，利尿又降压，是肥胖者的减肥圣品。香菇富含蛋白质、碳水化合物、粗纤维及钙、铁，可促进钙的吸收。

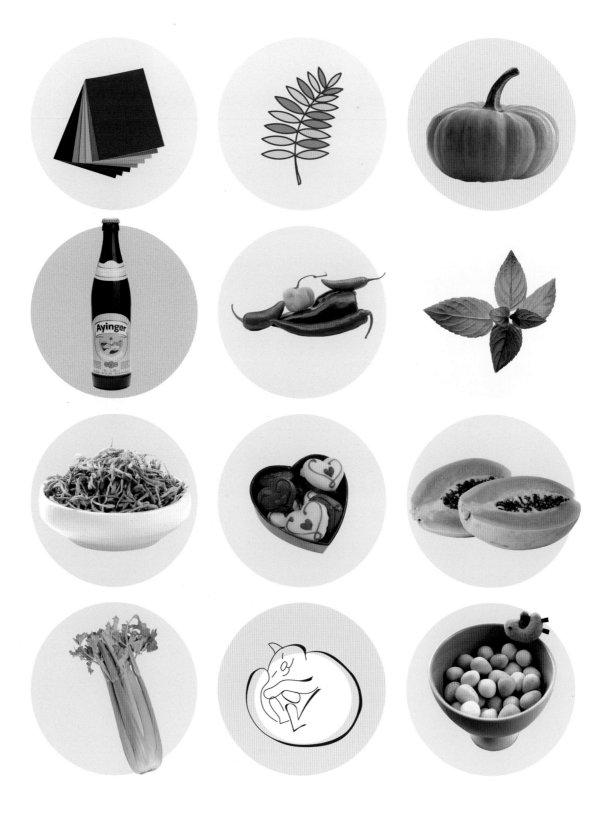

第二章 多彩食材

找到你的减肥决定色

红色食物充满能量，绿色食物的纤维能够帮助体内循环，黄色食物是抗氧化剂的标兵，而黑色食物含有大量的微量元素。食物色彩的营养搭配，帮助你打造最缤纷美味的瘦身大餐。

1 绿色代表纤维 多吃纤维有助于体内循环

新鲜果蔬不仅能给我们提供多样化的维生素，其中丰富的纤维素更是瘦身减肥的好帮手。纤维也有粗、细之分，纤维也并不是越细越好，对机体有用才是硬道理。

纤维减肥功效

持久维持饱腹感

由于纤维是一种难消化的营养素，因此停留在肠道内的时间会更久一些，这使得纤维产生持久的饱腹感。于是，食用富含纤维的食物，自然会降低能量的摄入。

排出肠道废弃物

纤维还具有良好的吸水性和膨胀性，可以包覆多余糖分和油脂随同肠道内的老旧废物一同排出体外，让你恢复轻盈、苗条的身段，达到瘦身目的。

减少能量摄入

肥胖大多与食物中热能摄入有密切的关系。在没有运动消耗的情况下，摄入的热量越多，就越容易发胖。而提高膳食中膳食纤维含量，可使摄入的热能减少，在肠道内营养的消化吸收率也随之下降，最终使体内脂肪消耗，让你轻松变瘦。

降低胆固醇浓度

纤维中某些成分，比如果胶可与胆固醇结合；其中的木质素，可与胆酸结合，并直接从粪便中排出。由此一来，胆汁中被消耗的胆固醇会通过消耗体内的胆固醇进行补充。血脂也会降低，血液循环顺畅，让你不宜发胖。纤维在肠道内吸水，还能对肠内容物起到稀释作用，降低了胆汁和胆固醇的浓度，并能助长肠道内正常寄居细菌的生长繁殖。

延缓糖类物质吸收

纤维中的果胶可以延长食物在肠内的停留时间，降低葡萄糖的吸收速度，使进餐后血糖不会急剧上升，有利于糖尿病病情的改善。同时，高纤维食物可降低生理范围内的胰岛素分泌，降低食物的摄取。

纤维家族面面观

粗纤维小档案

什么是粗纤维

所谓粗纤维，就是我们平时所说的膳食纤维，主要来源于植物的细胞壁。粗纤维水果是含可溶性或不可溶性纤维质较多的水果，每百克至少含有 2 克以上的纤维素。

水果膳食纤维含量最多的是红果干，纤维素含量接近 50%，常见的粗纤维水果有：山楂、樱桃、番石榴、苹果、蓝莓、西洋梨、杏桃、香蕉、李子、草莓等。

粗纤维的食用之道

早晨是最佳食用时机。此时胃肠道已经清空，水果中的纤维更能起到"清道夫"的作用，清除肠壁上的有害物质，消除肠道患肿瘤的风险。

粗纤维虽然不能被人体吸收，但具有良好的清理肠道的作用，而且在预防人体某些疾病如冠心病、糖尿病、结肠癌和便秘等方面起着重要作用，因此成为营养学家推荐的六大营养素之一。

细纤维小档案

什么是细纤维

细纤维水果是指可溶性纤维和不可溶性纤维含量较少的水果。常见的细纤维水果包括柑橘、柠檬、西瓜、甜瓜、葡萄、梨等。

细纤维的食用之道

早晨是最佳食用时机。此时胃肠道已经清空，水果中的纤维更能起到"清道夫"的作用，清除肠壁上的有害物质，消除肠道患肿瘤的风险。

粗纤维水果由于纤维比较粗，难以消化、吸收，会加重胃的负担，胃病患者和儿童不适宜吃。而细纤维水果纤维较细，更容易吸收，适合胃消化功能不强的人群食用。

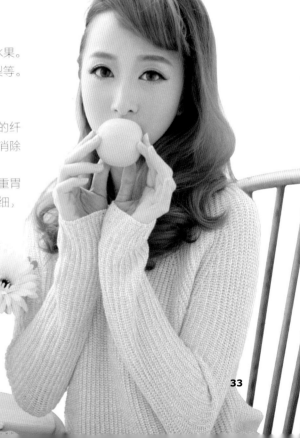

膳食纤维热榜问与答

问：膳食纤维的主要食物来源是什么？

答：获取食物纤维的方式就是广泛摄取未经过加工的全谷类（如米糠、糙米、麦麸、燕麦、玉米）及其制品、水果（不包括过滤过的果汁）、粗纤维蔬菜（如竹笋、芹菜）及蔬菜的梗茎、未经加工的豆类（如黄豆、绿豆、红豆）等。

问：膳食纤维摄入多少量才适合？

答：营养学家建议，膳食纤维理想的摄入量每天应不少于 35 克。如果食物选择得恰当，很容易就可以达到这个标准而不需要进行额外的补充。各种食物中，新鲜多汁的水果无疑是最佳的膳食纤维补充物。

问：哪些人群更需要补充膳食纤维？

答：大便干结、习惯性便秘、腹胀、消化不良、肥胖者；心脑血管疾病如高血压、高血脂、动脉硬化、结石等；糖尿病人群，特别是餐后血糖不稳定者；色斑沉着、面部暗黄、长痘者。

问：口感粗糙的食物中才有纤维吗？

答：根据物理性质的不同，膳食纤维分为可溶性和不可溶性两类。不可溶性纤维主要存在于麦麸、坚果、蔬菜中，因为无法溶解，所以口感粗糙。大麦、豆类、胡萝卜、柑橘、燕麦等都含有丰富的可溶性纤维，能够减缓食物的消化速度，使餐后血糖平稳，还可以降低血降胆固醇水平，这些食物的口感较为细腻，但也有丰富的膳食纤维。

问：膳食纤维越多越好吗？

答：膳食纤维在阻止人体对有害物质吸收的同时，也会影响人体对食物中蛋白质、无机盐和某些微量元素的吸收，特别是对于生长发育阶段的青少年儿童，过多的膳食纤维，很可能把人体必需的一些营养物质带出体外，从而造成营养不良。所以，食用高纤维食物要适可而止。

补充膳食纤维方案大集合

A 方案：多吃全谷类的食物

全谷类的食物指的就是没有经过任何加工的食物，如玉米、高粱、大麦等，像我们平时吃的米饭也是经过处理的，而且随着社会的发展，现代人的食粮也是越来越精细，营养师建议这些精细的食品所含有的膳食纤维绝对是比不上全谷类食物的。

B 方案：直接吃新鲜果蔬

生活中有相当一部分人是很喜欢用果汁来代替吃水果的，以为果汁更容易被人体所吸收，而且与吃水果的营养是一样的，其实不然，虽然果汁里还含有维生素，但是水果里含有的纤维却有所丢失或者是还残留在水果肉里。

C 方案：膳食要多样化

膳食纤维分为非水水溶性和水溶性，这两种均有所长，人体其实都需要：水溶性膳食可以加强大肠运动速度，帮助人体排出有毒物质，而非水溶性膳食纤维可以平衡血糖和胆固醇，只有每种营养素都适量补充，避免"短板"的出现，才能保证机体的健康，从而达到瘦身的效果。

D 方案：每天喝足 8 杯水

很多人认为，多喝水会腹胀，事实上多喝水有助于消除胀气。因为膳食纤维吸收一定的水分后才能体积肿胀变大，从而促进大肠运动，软化大便，将毒素排出体外。通常情况下，每天应喝足 8 杯水。

E 方案：连皮食用根类食物

在日常生活里我们经常接触到的根类食物很多，如马铃薯、地瓜、马蹄等，这些食物是可以连皮一起食用的，因为很多膳食纤维就是附于食物的表皮，当然像山药之类的最好还是去皮吃，大家要分清楚情况进行选择。

2 红色代表能量 补充能量才能减肥不伤身

依靠完全节食的"魔鬼减肥"不仅不会收到明显的减肥效果，反而还会影响机体运转，降低身体代谢，于健康不利。适量补充能量，才是减肥期间的明智之举。

减肥也需摄入能量维持代谢

人体一切生命活动都需要能量，如物质代谢的合成反应、肌肉收缩、腺体分泌等等。而这些能量主要来源于动物性食物、植物性食物中所含的营养素。减肥也同样需要摄入足够的能量，维持基础代谢，从而让身体达到不肥胖的健康状态。

长期能量摄入不足易发胖

如果每日摄入的能量不足，机体会运用自身储备的能量甚至消耗自身的组织，以满足生命活动的能量需要。当你长期处于饥饿状态，在一定时期内机体会出现基础代谢降低、体力活动减少和体重下降，从而减少能量的消耗。但在忍耐一段时间之后，你反而更快地陷入暴饮暴食的境地，导致形体再度反弹，甚至比原来还胖。

减肥运动前需补足能量

虽然运动的目的是为了消耗热量，燃烧脂肪，但是运动前还需要补充能量。原因很简单，如果没有能量的支持，缺乏体力，运动就很难开展，减肥的效果也会大打折扣。而且空腹运动会很难集中精神，当血糖处于低水平时，还会出现头晕等症状。但要注意，并不是吃完东西后立刻就可以运动，建议在运动前 1~2 小时进食。

低能量密度食物补充能量促燃脂

能量密度是指一定分量食物中所储存的热量值。人体每天都在持续消耗热量，而相同量的食物所含有的热量及能量也有很大差异。能量密度在体重控制中显得尤为重要。研究表明，若在饮食中注重摄入低能量密度的食物并保持饱腹感，有利于减少进食，有助减肥。

能量小档案面面观

能量是什么

能量指的是人体维持生命活动所需要的热能。国际上通常以焦耳（J）为热能的计量单位，同时也仍然使用卡为计量单位。在实际应用中，通常使用千焦和千卡，即焦耳和卡的 1000 倍。人体从食物获得能量，用于各种生命活动，如内脏的活动、肌肉的收缩、维持体温以及生长发育等。

能量从哪里来

人体的热量来源于每天所吃的食物，但食物中不是所有营养素都能产生热能的，只有碳水化合物、脂肪、蛋白质这三大营养素会产生热量。这三种蕴藏能量的物质普遍存在于各类食物中。动物性食物含有较多的脂肪和蛋白质，植物性食物中的油料作物的籽仁含有丰富的脂肪；谷类中则以碳水化合物为主，大豆除含脂肪外还含有丰富的蛋白质；蔬菜水果中含能量很少。

如何控制能量摄入

能量摄入过剩，则会在体内贮存起来。人体内能量的贮存形式是脂肪，脂肪在体内的异常堆积，会导致肥胖和机体不必要的负担。摄入的能量不足，机体会运用自身储备的能量甚至消耗自身的组织以满足生命活动的能量需要。人长期处于饥饿状态，在一定时期内机体会出现基础代谢降低和体重下降。

一式三招教你增加人体能量

第一招：饮食多样化能够平衡饮食，增加人体能量。

第二招：早睡早起，这使人体能有足够的时间进行造血工作。

第三招：养成良好的饮食习惯，定时定量，少量多餐。

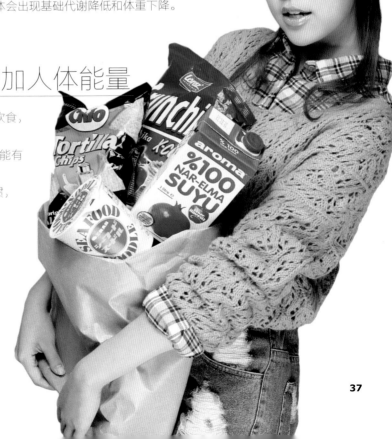

你应该知道的能量小常识

常识1：人体每天所需能量计算方式

　　成年人的能量消耗主要用于维持基础代谢、体力活动和食物特殊动力作用三方面，其能量消耗需要的总和。对于孕妇应包括子宫、乳房、胎盘、胎儿等的生长发育及母体体脂的储备，乳母则需要合成和分泌乳汁，婴幼儿、儿童、青少年则包括生长发育的能量需要，故能量处于平衡状态。

常识2：每日所需能量也有计算公式

成年男性：每日能量需要量（千焦）＝体重（千克）×192×能量系数
成年女性：每日能量需要量（千焦）＝体重（千克）×167×能量系数

　　以上能量计算公式中的能量系数，按照劳动强度不同也有所不同，轻体力劳动、积极活动和剧烈活动的调整系数分别为：0.9、1.17和1.34。如某70千克体重，轻体力劳动男性，每日能量需要量为：70×192×0.9=12096千焦。

常识3：生理特点不同，能量需求也不同

　　中国营养学会2000年提出中国居民膳食能量参考摄入量指出，成年男性轻、中体力劳动者每日需要能量为2400~2700千卡，女性以及轻、中体力劳动者每日需要能量为2100~2300千卡。婴儿、儿童和青少年、孕妇和老年人由于各自的生理特点不同，能量需要也不尽相同。

常见食物能量表：

食物类型	食物名称	数量	热量（千卡）
主食	白饭	1碗135克	200
	粥	1碗135克	70
	面	1碗135克	280
	白面包	1片	120
肉类	瘦火腿	2片60克	70
	煎猪扒	2件100克	450
	烧牛肉	3片90克	175
	烧鸭	一份120克	356
水果	西瓜	1片240克	40
	荔枝	8粒	85
	苹果	（中）1个	50
	香蕉	1只	80
奶类	全脂奶	30克	147
	保鲜装奶	250毫升	155
	奶粉	100克	484
	酸乳	100克	72

能量减肥要打破这些误解

误解 1：果蔬能减肥仅仅因为含有的能量少

新鲜蔬果含有的热量较低，然而这并不是果蔬有益减肥的唯一理由。大多数的果蔬都含有丰富的膳食纤维，而纤维是一种难以消化的营养素，进入体内后，需要一段时间才能消化掉。在腹中滞留的时间也较长，饱腹感也更持久，同时所需要消耗的能量更多，所以能有效令体重下降。

误解 2：发胖的原因都是因为摄入能量过多

常见的肥胖有五种类型：暴食肥胖型、压力肥胖型、水肿肥胖型、贫血肥胖型、疲劳肥胖型。除了暴食型肥胖会导致能量摄入过多，其他类型的肥胖往往只是摄入正常能量，但由于基础代谢率不佳或者生活习惯不良，也会导致脂肪累积。所以，仅仅把发胖的原因归结为摄入能量过多是片面的。

误解 3：只摄取脂肪就能满足能量需求

碳水化合物、脂肪和蛋白质这三种供给能量的营养素在代谢中可以互相转化，但彼此不能完全替代，因为它们在人体内还各自有独特的生理功能。根据我国居民膳食习惯，在摄入的总能量中碳水化合物提供的能量应占 60%~70%，脂肪提供的能量应占 20%~25%，蛋白质提供的能量应占 10%~15%。

误解 4：减肥期间摄入的能量越少越好

严格控制每天摄入的热量，能控制体重增长。但在通过控制热量减肥的同时，也要保证每天摄入的热量可以基本满足一天的能量需求。热量不足会导致体内蛋白质快速流失，造成营养不良的后果，影响到器官功能。

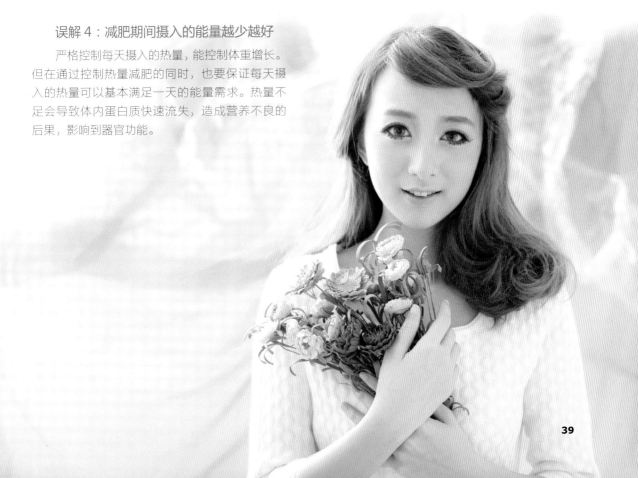

3 黄色代表抗氧化剂 恢复年轻轻盈的体态

人的衰老过程就是人机体的氧化过程，抗氧化剂就是和这些氧化反应作斗争。除了延缓衰老的作用，抗氧化剂还能加强基础代谢，帮助你养成不易胖的好体质。

抗氧化剂是对付自由基的武器

抗氧化剂是阻止氧气不良影响的物质。它是一类能帮助捕获并中和自由基，从而祛除自由基对人体损害的一类物质。人体的抗氧化剂有自身合成的，也有由食物供给的。较强的抗氧化剂如艾诗特（ASTA）等，一般人类无法合成，必须从食物中等摄取。

自由基会破坏饱腹感细胞

色彩鲜艳的水果和蔬菜中含有大量的抗氧化剂，经常食用，能帮助你赶走讨厌的自由基。自由基的可恶之处不仅是带来皱纹，它还会让你看起来更胖。这是因为自由基能够破坏产生饱足感的细胞，于是你的饱足感越来越弱，食欲越来越好，最终导致你的身材被破坏。

抗氧化剂有效提高基础代谢

研究指出，老化所伴随的热量消耗降低，与我们的神经系统老化有关，而神经系统的老化和自由基增加密不可分。因此基础的代谢率降低，热量就会累积。如果能够降低自由基的产生，比如增加抗氧化剂如维生素 C 的摄取，就可能增加热量的消耗，提高基础代谢。

补充抗氧化剂养出不易胖体质

除了生活的习惯改变，增胖另一个不可忽视的因素就是：随着年龄的增长，身体的基础代谢率会随之降低，这表示我们的身体能消耗的热量更低。所以，如果没有额外运动或是减少热量的摄取，随着年龄的同时需要更积极补充抗氧化剂，提升身体的代谢率，养成不易胖的好体质。

抗氧化剂主要分为两大类

根据溶解性，抗氧化剂可分为两大类：水溶性抗氧化剂和脂溶性抗氧化剂。水溶性抗氧化剂通常存在于细胞质基质和血浆中，脂溶性抗氧化剂则保护细胞膜的脂质免受过氧化，这些化合物或在人体内生物合成或通过膳食摄取。

常见的抗氧化合物

抗氧化化合物	食物来源
维生素 C（抗坏血酸）	新鲜蔬菜和水果
维生素 E（生育酚、生育三烯酚）	植物油
多酚类抗氧化剂（白藜芦醇，黄酮类化合物）	茶、咖啡、大豆、水果、橄榄油、巧克力、桂皮
类胡萝卜素（番茄红素、胡萝卜素、叶黄素）	水果、蔬菜和蛋类

维生素中的抗氧"三剑客"

维生素 A、C、E 是维生素家族中大名鼎鼎的抗氧化"三剑客"。由于这三种不同的抗氧化维生素在体内扮演着不同的角色与功能，建议均衡且多样地摄取，才能发挥相辅相成的作用。

维生素 A：维生素 A 有两种，一种是维生素 A 醇，是最初的维生素形态，另一种是 β - 胡萝卜素在进入人体后转变而来的。维生素 A 特别擅长捕捉氧自由基。

维生素 C：可以捕捉羟基自由基，还可以帮助已经与自由基作用过的维生素 E，让它恢复原本抗氧化的功能，具有双重抗氧化效果。

维生素 E：分布在细胞膜表面、血液的脂蛋白等处，维生素 E 能阻止脂质过氧化，进而保护细胞膜，维持正常功能。

七种天然抗氧化食物

葡萄酒

葡萄中含的原花青素和白黎芦醇都是强力抗氧化剂，可抗衰老，并可清除体内的自由基。吃葡萄应尽量连皮和籽一起吃，因为葡萄的很多营养成分都存在于皮和籽中。

胡萝卜

胡萝卜不仅能够增强人体免疫力，有抗癌作用，它更含有丰富的胡萝卜素，胡萝卜素可以清除致人衰老的单线态氧和自由基，减缓人体衰老的过程，防止皮肤老化。

黄豆

大豆含有丰富的异黄酮，这是一种天然抗氧化剂，同时具有弱雌性激素作用。常喝豆浆可以明显减弱女性更年期症状，而且还有防癌和预防老年痴呆症的作用。对女性有很好的美容养颜的功效。

番茄

番茄红素是目前为止发现的抗氧化功能最强的营养素，抗氧化活性是维生素 E 的 100 倍。每天摄入 10 毫克番茄红素，对于清除体内自由基、消除疲劳、提高身体免疫力有明显的促进作用。

蜂蜜

美国戴维斯加州大学进行的研究显示，蜂蜜含有数量惊人的抗氧化剂，能清除体内的垃圾——氧自由基，还有抗癌，防衰老的作用。

坚果

富含维生素 E 的坚果类食物（腰果、核桃、榛子、花生等）除了具有抗氧化功能之外，还能修护皮肤组织。不过，因为坚果类食物含有高油脂，摄取此类食物，一定要适量。

草莓

草莓富含胡萝卜素以及维生素 C，这两种成分是抗氧化物里最为医学界所肯定的物质。另外草莓含有的钾及水溶性纤维，还能降低血胆固醇浓度。

升级抗氧化力的饮食诀窍

诀窍 1：选择深色的果蔬

很多新鲜水果和蔬菜的抗氧化能力都很好，尤其是深色系的蔬菜和水果，如西蓝花、蓝莓、布林、桑葚等。

诀窍 2：烹饪时加入香料

各种香料、大料的抗氧化能力都比较高，比如丁香、孜然、大蒜、生姜等。所以，在下一次烹饪的时候，即使只是简单的食材，加入香料也会让抗氧化力升级。

诀窍 3：多吃坚果和豆类

坚果和豆类也有出众的抗氧功效，可以在下午茶时分吃一把坚果，这让你不宜衰老，坚实的饱腹感还能阻止你暴饮暴食。

诀窍 4：坚持低油饮食

脂肪含量高的食物，通常抗氧化能力较差，比如橄榄油、花生油等。坚持低油的饮食原则不仅能让你更健康，还能让你不宜长胖。

常见食物的抗氧化能力：

食物品类	食物名称	ORAC 值
香料类	丁香	290283
	肉桂	131420
	孜然	50372
	辣椒	23636
	生姜	14840
豆类	红豆	8606
	黑豆	6416
	大豆	5409
水果类	黑莓	5905
	蓝莓	4669
	草莓	4302
	紫葡萄	1837

* 注：ORAC 值是衡量食物抗氧化能力的一项指标，ORAC 值越大，抗氧化能力越大。

4 蓝色代表水分 什么样的水减肥不水肿

虽然你每天都在喝水，可这并不代表你真正了解水中的学问。如何喝水达到瘦身的功效，同时避免水肿出现，喝水的误区又有哪些？真正了解这些常识，你就是喝水达人！

最科学的喝水减肥时刻表

 6:30 am 清早喝水减肚腩

早上吃早餐之前喝杯白水、淡蜂蜜水或者添加了纤维素的水，能够加速肠胃的蠕动，把前一夜体内的垃圾、代谢物排出体外，减少小肚腩出现的机会。

 11:00 am 餐前喝水减胃口

很多人都算不上肥胖，但是吃过饭后就会看见一个鼓囊囊的胃凸出来，即便是没吃饭，这个小凸胃也需要吸气才能掩盖。最好的做法是餐前喝杯水，这能帮助你减轻饥饿感，减少食物的摄入量，时间长了小凸胃也就慢慢变小了。同时餐前喝水能补充身体需要的水分，加速新陈代谢。

 4:00 pm 下午喝水减赘肉

肥胖最主要的表现形式就是赘肉，这多半是因为久坐和摄入高热量食品造成的。而下午茶时分，正是人觉得疲惫、倦怠的时候，此时更是因为情绪而摄入不必要热量的脆弱时间段儿，当然代价就是赘肉。可以喝一杯花草茶来驱散这种因为情绪而想吃东西的欲望，同时花草的气味还能降低食欲，也算是为只吃七分饱的晚饭打下了埋伏。

 8:00 pm 睡前喝水利排毒

过了晚餐之后就不应多喝水，为了避免晚上新陈代谢较慢，消耗的水分也较少，如果晚上多喝水容易造成水肿，还会让夜里厕所跑不断。但是，在睡觉前应喝一小杯水，有利于降低血液的黏稠，让在夜间血液循环能很好地进行，也有利于排毒。

喝水的误区早知道

误区 1：长期饮用桶装水

经过煮沸的自来水可能含有具有致癌性的高氯化合物，如经较长时间放置（隔夜）水质会发生老化。与此同时，各种家用水处理机也纷纷登场。然而这类设备存在后续维护的问题，就如同饮水机，很可能因为藏匿细菌而成为饮用水二次污染的源头。

误区 2：夏季频繁喝酸味饮料

各种果汁饮料多采用柠檬酸作味剂，柠檬酸食用过多，大量的有机酸骤然进入人体，容易使体内的 pH 值不平衡，导致酸血症的产生，使人疲乏、困倦。特别是在盛夏，由于天气炎热，出汗较多，人体会损失大量的电解质，大量的酸味饮料更容易令体液呈酸性。因此，在夏季不宜过多饮用添加有机酸的酸味饮料。

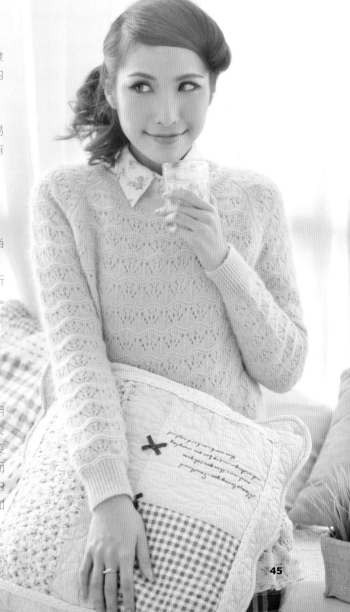

误区 3：喝甜味饮料进行补水

如果口渴的时候首先想到的是饮料，可是相当危险的。碳酸饮料的含糖量是 11%，超过了西瓜、苹果、柑橘等很多种水果，一瓶 350 毫升的可乐所含的能量等同于一片面包、一个玉米或 250 克水果。各种果汁的含糖量与此相当，甚至还要更高于它，如果喝上一大瓶对体重的影响相当可观。

误区 4：坚信水越纯越好

不少人认为，水越纯越好。事实上，长期饮用纯净水会导致身体营养失调。大量饮用纯净水，会带走人体内的有用的微量元素，从而降低人体免疫力，易引发疾病。由于人体的体液是微碱性的，而纯净水呈弱酸性，如果长期饮用弱酸性的水，体内环境会遭到破坏。此外，长期饮用纯净水还会增加钙的流失。

你有水分摄取过多的倾向吗

下列项目之中，在符合自己情况的项目打勾。填写此表，可以了解自己是否有水分过多摄取的倾向。

☐ 舌头表面充满水分
☐ 舌头胖嘟嘟的
☐ 下眼睑感觉下垂
☐ 有双下巴
☐ 胃的附近冰冷
☐ 拍敲胃的附近会有水在摇的声响
☐ 圆滚滚的下腹部
☐ 下半身肥胖
☐ 腿部水肿

水分摄入过多也会胖

以上项目勾选超过5项以上的，很有可能因为摄取过多水分，身体变得不容易瘦下来！适当摄取水份可以让新陈代谢良好，肌肤饱满水嫩，但是摄取过多，小心肥胖现象反而一一浮现。如果摄取了过多的水分，负责处理的肾脏因此负荷过度，会使血管或皮下组织堆积过多水分，出现足部肥胖、下腹突出、双下巴的水肿症状。

这样喝，绝对不会水肿

要点1：不规定喝水量，口渴时就喝水

当没有口渴的时候，表示身体没有想要水分。因此并不需要规定自己"每天一定要喝几升的水"。只要在感到口渴时补给适当水分就足够了。

要点2：分次分量，少量多次地喝

如果一次喝太多水，不仅会对内脏造成负担，也会增加一天所摄取的水量。建议将一次喝水的量减少，分成多次一点一点地喝。

要点3：喝室温的水，冰水含一下再喝

摄取冰冷的水分会招致身体变冷，变得不容易瘦下来。最好饮用温度高于室温的饮品，冰凉的饮料也建议先含在口中一会儿之后再咽下。

让你全身水当当的补水诀窍

诀窍 1：多吃补水蔬果

蔬果是最为营养健康的补水方法，秋冬之际，可以多吃一些西蓝花、莴苣、黄瓜等蔬菜，当然还有一些补水的水果，如石榴、葡萄、苹果，这些蔬果能补充肌肤水分，同时还有助于保持皮肤弹性，让干燥的秋冬肌肤一样水润不减。顺便透露一个小秘密，莴苣还能用来榨汁敷面，能起到紧致毛孔，滋润肌肤的作用。

诀窍 2：鲜榨豆浆敷面

每天鲜榨一份豆浆，然后将粒状的面膜纸浸在鲜榨的豆浆里，取出进行敷面，大约 15~20 分钟即可，一个星期后就能明显感觉肌肤变得更加水润了。当然，榨豆浆的豆渣也可以利用起来，用来去角质，能让肌肤变得更加光泽。

诀窍 3：用纯净水冷敷

秋季气候干燥，皮肤的水分蒸发增多，肌肤会出现发干，涂抹护肤品时有刺痛感，这种情况下我们可以尝试用纯净水进行冷敷。除了能缓解肌肤干燥的症状外，坚持一周 3~4 次，会令你的肌肤光滑水润。

诀窍 4：面霜中加入维生素 E

维生素 E 被誉为"青春之泉"，能起到锁水滋养的功效，在乳液或面霜中添加适量的维生素 E，能令肌肤更加滋润白皙。

诀窍 5：常饮蜂蜜普洱茶

如果你来自云南，相信你一定听说过蜂蜜水加普洱茶这个补水妙招。其实此前也有人爆出将蜂蜜水加入普洱茶中制成爽肤水，蜂蜜有很好的滋润作用，能令肌肤更为光滑有弹性，而普洱有很好的保湿、抗氧化的作用。两者搭配使用能起到很好的补水滋养作用。

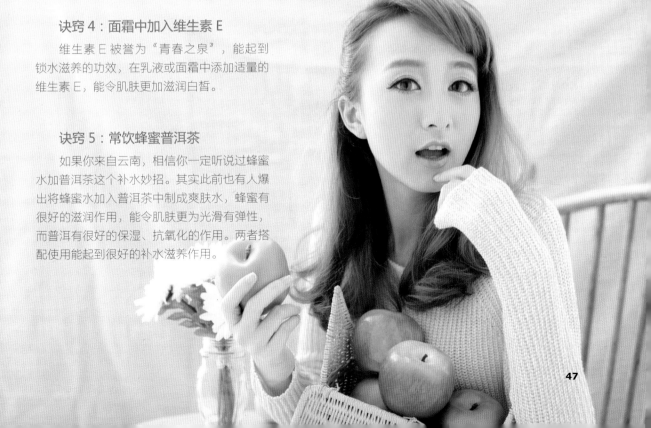

5 黑色代表微量元素 氨基酸、铁、锌、硒的来源

微量元素在人体内的含量真是微乎其微，但它们的摄入过量、不足、不平衡或缺乏都会不同程度地引起人体生理的异常或发生疾病，其中肥胖也和这些微量元素息息相关。

疑问 1： 减肥和微量元素有关联性吗？

解惑：人体需要的微量元素虽然并不多，但没有它绝对不行，微量元素和减肥还有密切的相关性。这是因为微量元素可以促进酵素活性，进而影响酵素和激素运作，最终影响你的饮食行为。如果当体内微量元素不足时，很容易导致异常旺盛的食欲，令你暴饮暴食，进而变胖。

疑问 2： 微量元素和身体代谢有何关系？

解惑：微量元素和胖瘦的关联性，除了能影响酵素和激素运作外，还跟新陈代谢有着微妙关系。如果日常微量元素摄取量均衡，身体的新陈代谢自然达到最旺盛，你也不可能轻易胖。

疑问 3： 微量元素可以局部减肥吗？

解惑：可以，不一样的微量元素发挥不同的减肥效用，比如香蕉就能让你变身长腿美女，因为里面的钾元素可以帮你瘦腿，微量元素与苗条身材密切相关，补充适量的某些元素可以让你局部瘦身。

疑问 4： 如何摄取微量元素？

解惑：人体可以从食物中摄取微量元素，比如富含锌元素的瘦身食物包括：动物内脏、鸡蛋、牛肉、猪肉、牛奶等动物性食物。这些食物含锌丰富而且吸收率高，缺锌的话直接吃这些食物就可以了。

最常见的三大微量元素

微量元素的种类很多，人体必需的有 14 种，这些元素虽然在人体中含量很少，但其生理作用却非常重要，其中铁、锌、硒等对瘦身有很大的作用。

微量元素	主要作用	食物来源
铁	铁是人体的造血元素，是人体血液中运输和交换氧所必需的成分。铁参与血红蛋白、细胞色素以及各种酶的合成，能促进造血，提高能量代谢。多补充铁元素能有效促进腰腹的血液循环，对减小腹和纤腰都很有帮助。	猪肝、猪血、鸭血，豆制品、芝麻、蘑菇、木耳、海带、紫菜、桂圆含有较多的铁。
锌	锌元素是促进人体智力发育必不可少的元素，也是让你变得更加有女人味的微量元素。因为锌能促进荷尔蒙的分泌，让女性的胸部变得挺而美。因此，如果想要丰胸，补充一些富含锌元素的食物是必需的。	牡蛎、扇贝、深海鱼、海胆、虾、八爪鱼、墨鱼等海鲜含有丰富的锌元素，粗粮、豆类、坚果等食物中的含锌量也不低。
硒	硒元素，也是减肥的重要微量元素，因为它是维持心脏正常功能的重要元素，对心脏肌体有保护和修复的作用，能促进血液回流，让大腿和手臂变瘦。	富含硒的食物有鱼、虾、乳制品、动物肝脏、肉类、坚果类、玉米等。

有关矿物质的四大常识

常识 1：矿物质无法在体内自行合成

　　矿物质是构成人体组织和维持正常生理功能必需的各种元素的总称，是人体必需的七大营养素之一。虽然矿物质在人体内的总量不及体重的 5%，也不能提供能量，可是它们在体内不能自行合成，必须由外界环境供给。在人体的新陈代谢过程中，每天都有一定数量的矿物质通过粪便、尿液、汗液、头发等途径排出体外，因此必须通过饮食予以补充。

常识 2：果干矿物质多过新鲜水果

　　有人说水果做成干后营养就流失掉了，其实不对。因为水果晒干成水果干以后流失的主要是水分和部分维生素，但是矿物质等营养素却得到了浓缩，每 100 克水果干中的矿物质含量要远高于原水果。所以，需要补充钙和钾等矿物质，不妨多吃点葡萄干、无花果干、杏干、梅干等。

常识 3：夏季出汗后要及时补充

　　夏季气温高，人体的出汗量大大增加，导致体内的盐分和钾、钙等矿物质随汗液流失，如果不及时补充，可能造成体内代谢平衡失调，引起身体不适。此外，从事运动锻炼时，机体热能代谢水平较高，人体大量出汗，使体内钙、磷、钾、铁排出量和消耗量增加，所以，夏天出汗或者运动出汗后应及时适量补充矿物质，以维持人体正常的代谢机能和生理需要。

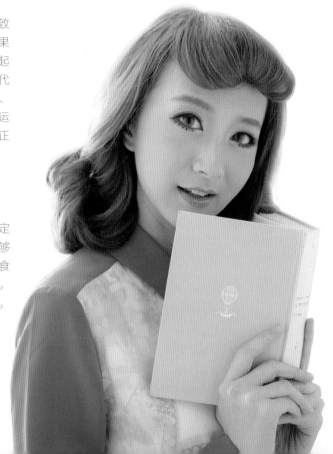

常识 4：加工越精细流失得越多

　　矿物质在食物中的含量不同，每天均有一定量的损耗，只有通过平衡和多样化膳食，才能够得到良好的补充。在食物加工方面也应重视：食物加工越细，矿物质流失越多。水果和蔬菜削皮，过分淘洗米和菜，蔬菜切得过碎，烹调时间过长，也会使矿物质损失增加。

水果矿物质含量大窥探

锌 VS 苹果

　　水果中含锌量高的当属苹果。视力差者宜补锌，因锌参与了维生素 A 和视黄色醇结合蛋白的合成，并动员肝脏内的维生素 A 到血浆中，以维持血浆中维生素 A 的正常含量，有保持视力的作用，眼球中的锌可使夜间视力增强。

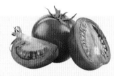

硒 VS 番茄

　　番茄里面含硒多，硒是生态环境中一个十分重要的微量元素，具有抗癌、防癌、预防心血管疾病、抗衰老及提高免疫力等作用。缺硒是人体克山病、大骨节病的主要原因。

铁 VS 樱桃

　　樱桃自古就被叫做"美容果"，常吃能够让皮肤更加光滑润泽。这主要是因为樱桃中含铁量极其丰富，每百克果肉中铁的含量是同等重量的草莓的 6 倍、枣的 10 倍、山楂的 13 倍、苹果的 20 倍，居各种水果之首。铁是合成人体血红蛋白的原料，对于女性来说，有着极为重要的意义。多吃樱桃不仅可以缓解贫血，还能治疗由此带来的一系列妇科疾病。

镁 VS 香蕉

　　香蕉里面含丰富的镁，每 100 克的香蕉果肉的镁含量为 43 毫克。镁在人体中是构成骨骼的重要成分，有增加肌肉收缩力的作用，对神经系统功能也很重要。缺镁主要是影响神经系统，症状表现为抽筋、心律不齐等。镁与含钙食品一同补充，能促进钙的吸收。

铜 VS 酸梨

　　铜是身体健康不可缺少的元素，尤其在人体骨骼的强化，红、白血细胞的成熟，铁的传输，以及大脑的发育等方面都有重要作用。尤其在铁、锌等金属元素的吸收方面，铜起着极为重要的平衡作用。酸梨含铜比较多，缺铜一个很重要的症状就是失眠。

6 橙色代表胡萝卜素 瘦身的同时维护内脏健康

提起胡萝卜素你一定不会感到陌生，你知道吗，这个被誉为眼部卫士的营养素也有出众的瘦身功效！在深色和黄色的果蔬中，你就能轻易地捕捉到胡萝卜素的身影。

胡萝卜素的三大减肥原理

原理 1：胡萝卜素增强代谢能力

容易发胖的人，大多是因为代谢能力低，循环功能不佳，结果就让多余的脂肪及水分累积在体内，日积月累就成了肥胖的元凶。而胡萝卜素就像一把强有力的刀，用来切断这种恶性循环，可说是追求瘦美地女性每天不可或缺的营养素。

原理 2：多种营养提供瘦身能量

胡萝卜含有丰富的胡萝卜素，及维生素 B_1、维生素 B_2、维生素 C、维生素 D、维生素 E、维生素 K、叶酸、钙质及食物纤维等，几乎可以比美综合维生素药丸，每天都多喝一点胡萝卜汁，提高新陈代谢，自然地降低体重。

原理 3：抑制对油腻事物的欲望

此外，它还可以治疗便秘，预防感冒，巩固视力，带有一箩筐的附加效果。即使是懒散的减肥者，也可以轻而易举地进行；一面调整身材，一面维持健康。再者，胡萝卜汁还以抑制吃甜食或油腻食物的欲望。有人甚至不限制饮食，也能利用胡萝卜汁在 8 个月的时间内就甩掉 10 千克。

减肥同时还能够维护身体健康

大量的 β - 胡萝卜素摄入人体消化器官后，可以转化成维生素 A，是目前最安全补充维生素 A 的产品。它可以可以滋润眼睛，预防眼部发炎，改善眼睛疲劳等眼部问题，对保护眼睛十分重要。胡萝卜素也是一种抗氧化剂，有助于身体免受自由基的伤害，这样便起到了延缓衰老的作用。

常见的三大胡萝卜素

胡萝卜素	基本概念	主要功能	主要来源
β－胡萝卜素	在胡萝卜素中分布最广，含量最多。在众多异构体中最具有维生素A生物活性。在绿叶中与叶绿素共同存在，胡萝卜的根里也有很多，在氯仿中的最大吸收波长为497-466纳米。β－胡萝卜素不溶于水和醇，溶于苯、氯仿、二硫化碳等。	具有抗氧化作用。	β－胡萝卜素最丰富的来源是绿叶蔬菜和黄色的、橘色的水果（如胡萝卜、菠菜、生菜、马铃薯、番薯、西蓝花、哈密瓜和冬瓜）。大体上，越是颜色强烈的水果或蔬菜，越是富含β－胡萝卜素。
α－胡萝卜素	在绿叶和胡萝卜的根里与β－胡萝卜素共同存在，含量一般较少。其苯溶液的旋光度［α]18cd=+385°。在氯仿中的最大吸收波长为485-454纳米。	能抑制肺癌、肝癌及皮肤癌。	在绿叶和胡萝卜的根里。
γ－胡萝卜素	在生物体内的分布则有限。在氯仿中的最大吸收波长为508.5475446纳米。	维持和促进免疫功能。	生物体内的分布则有限。

科学的食用胡萝卜素

当一日三餐里含有大量的动物肝脏、胡萝卜、菠菜、番薯、香瓜时，就不需要再额外补充胡萝卜素。胡萝卜素与B族维生素、维生素D、维生素E、钙、磷以及锌配合食用时，能更加充分的发挥其作用。

胡萝卜素摄取大作战

这些食物富含胡萝卜素

食物名称	每 100 克中所含的 β-胡萝卜素（微克）
木鳖果	83630
螺旋藻	38810
枸杞子	9750
西蓝花	7210
绿茶	5800
胡萝卜	4130
沙棘果	3840
芒果	897
番茄	375

红黄色果蔬含有胡萝卜素

　　胡萝卜素主要存在于深绿色或红黄色的蔬菜和水果中，如：胡萝卜、西蓝花、菠菜、空心菜、甘薯、芒果、哈密瓜、杏及甜瓜等，大体上，越是颜色强烈的水果或蔬菜，含 β-胡萝卜素越丰富，如南瓜和胡萝卜。这些食物如果与脂肪一起烹饪，会提高胡萝卜素的吸收率。因为胡萝卜素是脂溶性，烹饪数分钟可以破坏细胞壁，使胡萝卜素溶入液体中。

摄取胡萝卜素的注意事项

　　1. 正在服用口服避孕药时，必须要减少胡萝卜素的用量。

　　2. 胡萝卜素与 B 族维生素、维生素 D、维生素 E、钙、磷和锌配合食用时，能充分发挥其功效。

　　3. 一星期之中，三餐里含有大量的动物肝脏、胡萝卜、菠菜、番薯、香瓜时，没有必要再补充胡萝卜素。

胡萝卜减肥食谱

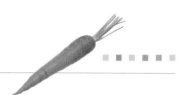

减肥食谱 1：鲜榨胡萝卜汁

材料：胡萝卜 2 根。

做法：

Step1：将胡萝卜洗净，横切成圆块状。

Step2：把切好的胡萝卜块放入榨汁机中榨汁。

瘦身吃法：每天喝胡萝卜汁 1~2 次，饭前饮用为宜，可以根据自身体质及身体状况确定具体饮用量。

减肥食谱 2：水煮胡萝卜

材料：胡萝卜 2 根。

做法：

Step1：把胡萝卜洗净、切片备用。

Step1：在锅中加入适量清水，以中火煮至胡萝卜片变软为止。

瘦身吃法：每天早上空腹将胡萝卜片连汤一起吃下去，不要加糖，中饭和晚饭照常吃。

减肥食谱 3：胡萝卜蛋饼

材料：苦瓜半根、胡萝卜半根、鸡蛋 2 个、葱花少量、盐和料酒少许。

做法：

Step1：苦瓜对半剖开，去瓤，再切小丁备用。

Step2：胡萝卜洗净，切小丁，香葱切末。

Step3：鸡蛋打散，放入苦瓜丁、胡萝卜丁、葱末、盐、料酒少许。

Step4：锅中放少许油，转动锅，使油平铺锅面。

Step5：倒入蛋液，转动平底锅，使蛋液均匀铺到锅上，再煎 2 分钟即可。

瘦身吃法：减肥期间，可以作为晚饭食用，用来代替掉平时吃的主食。

减肥食谱 4：胡萝卜牛肉粥

原料：大米 50 克、胡萝卜 30 克、牛肉 50 克、清水 800 毫升、食用油 5 毫升。

做法：

Step1：胡萝卜洗净去皮，切成碎末。

Step2：牛肉洗净后用清水泡 20 分钟，然后剁成肉末。

Step3：大米洗净放入砂锅，加清水大火煮开转小火熬制。

Step4：粥体浓稠时，放入胡萝卜、牛肉末，小火继续煮 15 分钟即可。

瘦身吃法：减肥期间，作为一日三餐，早餐和午餐食用一碗，晚餐半碗。

7 紫色代表花青素 美肤瘦身两不误健康减重

如果你有留意护肤品成分表，你会在抗氧类产品中发现花青素的身影。这种被誉为"可以口服的天然美容品"营养素，不仅有益皮肤，还不耽误减重瘦身，让你由内而外轻盈到底！

花青素小档案面面观

什么是花青素

花色素是一种水溶性的植物色素，存在于液泡内的细胞液中。它与糖类物质以糖苷键结合之后即为花色苷，与花的颜色、叶变红等有关，是一种天然的抗氧化剂。花色素的颜色会随着身处环境的酸碱值而有所变化，从红色到紫色、再到蓝色。影响花青素呈色的因子包括花青素的构造、pH 值、共色作用等。

花青素的功效

花青素是一种强有力的抗氧化剂，它能够保护人体免受一种叫做自由基的有害物质的损伤。花青素还能够增强血管弹性，改善血液循环系统和增进皮肤的光滑度，抑制皮肤炎症和过敏。同时还有很好的减肥瘦身效果，能够减轻水肿和抑制静脉曲张等。花青素还能改善人们脂肪细胞的功能，可以防止代谢综合征和肥胖。

这里找到花青素

花青素广泛存在于所有深红色、紫色或蓝色的蔬菜水果，比如黑枸杞、桑葚、钙果、葡萄、黑莓、无花果、樱桃、甜菜根、茄子、紫甘薯、血橙、红球甘蓝、蓝莓、红莓、草莓、山楂皮、紫苏、黑（红）米、黑豆、牵牛花等植物的组织中。

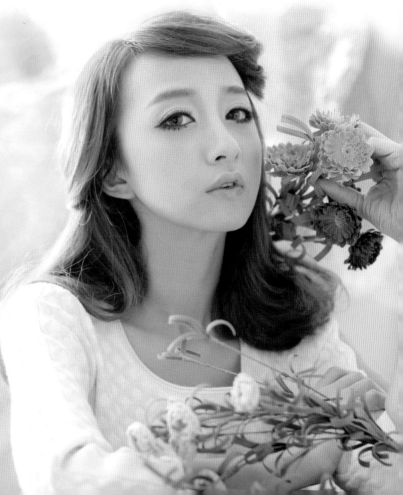

常见的四大类花青素

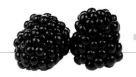

自然界有超过300种不同的花青素，它们来源于不同种水果和蔬菜，如桑葚、紫甘薯、越橘、黑枸杞、蓝莓、葡萄黑加仑等，颜色从红到蓝。其中，常见的花青素有越橘花青素、蓝莓花青素、蔓越橘花青素、接骨木花青素、黑莓花青素。

花青素的分类	植物来源	主要作用
越橘花青素	杜鹃花科越橘属，灌木，欧洲越橘又称美国蓝莓。	增强毛细血管、降低损伤；促进伤口愈合，提高视觉，预防糖尿病、视网膜模糊、白内障、预防静脉扩张、眼底出血。
蓝莓花青素	杜鹃花科植物，落叶灌木，蔓越橘的果实为原料，利用现代的生物技术提取而成的天然色素。	1. 它可促进胶原蛋白形成适度交联； 2. 它作为一种有效的自由基清除剂，可预防皮肤"过度交联"这种反常生理状况的发生，从而也就阻止了皮肤皱纹和囊泡的出现，花青素还可以阻止硬性蛋白酶的产生并抑制其活性阻止自由基或弹性蛋白酶降解硬性蛋白，从内部明显改善皮肤的健康状况。
蔓越橘花青素	杜鹃花科越橘属植物蔓越橘的浆果。	预防和治疗尿路感染，降低皮肤癌发病率，利于消化系统，松弛和清理血管。
黑莓花青素	悬钩子属的黑莓。	富含多种氨基酸、维生素和人休必需的微量元素，含有的鞣花酸能防癌、SOD 能清除自由基。

紫黑色果蔬富含花青素

花青素主要蕴藏在葡萄皮与蓝莓、黑莓、紫玉米等深色蔬果中，这也是这类蔬果呈现红、蓝、紫等色泽的原因。日常食见的食物中，富含花青素的还有洛神花、玫瑰花、茄子皮等。

花青素的主要食物来源

每 100 克食物	花青素含量（毫克）
接骨木浆果	760
山桑子	320.7
黑加仑子	272.4
天然蓝莓	163.5
小红莓	92
樱桃	80
黑加仑子汁	44
红葡萄子	42.8
布林	39.7
天然桑子	37
草莓	33
黑豆	28
茄子	13.8
雪梨	12.2
香蕉	7.4

两类人更需补充花青素

由于花青素的需求量仍是未知之数，而缺乏症的可能性极低，因此一般人都不需要额外补充。不过，若因长期腹泻或肠发炎之人士，较难吸取足够的花青素，容易产生缺乏症，故需要额外补充花青素了。此外，患上眼疾或心血管疾病之人士，可透过花青素去改善病情，因此其摄取量亦要有所增加。

补充花青素的四大途径

途径 1：吃葡萄不吐葡萄籽

葡萄是我们常见的水果，也是大家比较熟知的抗氧化水果之一。但却较少人真正认识到起到抗氧化作用的，是含有大量的花青素，口感苦涩的葡萄籽。恐怕真的没有几个人习惯吃葡萄籽吧，估计能从吃葡萄过程中获取花青素的美女们少之又少。要补充花青素就要吃葡萄不吐葡萄籽。

途径 2：多吃莓类水果

根据花青素含量的排名来看，野樱莓和蔓越莓位居排行榜前两位，蓝莓的花青素含量也非常之高，而且蓝莓中不仅富含花青素，还是具有高氨基酸、高锌、高钙、高铁、高铜、高维生素的营养保健功效。

途径 3：服用花青素胶囊

因为花青素人体不能合成，必须通过食物得到补充，而自然界花青素主要存在于蓝莓、葡萄等果类的籽，以及茎叶和根块中，一般通过食物是很难得到补充的。要补够量，因为花青素具有高度"浓度依赖性"，少了没用，多了浪费。

途径 4：多吃"紫"色食物

花青素类色素广泛存在于所有深红色、紫色或蓝色的蔬菜水果，比如黑枸杞、胭脂萝卜、桑葚、钙果、葡萄、黑莓、无花果、樱桃、甜菜根、茄子、紫甘薯、黑龙珠马铃薯、血橙、红球甘蓝、蓝莓、红莓、草莓、山楂皮、紫苏、黑（红）米、黑豆、牵牛花等植物的组织中。黑枸杞更是花青素之王，黑枸杞所含花青素是蓝莓的几倍甚至十几倍之多。

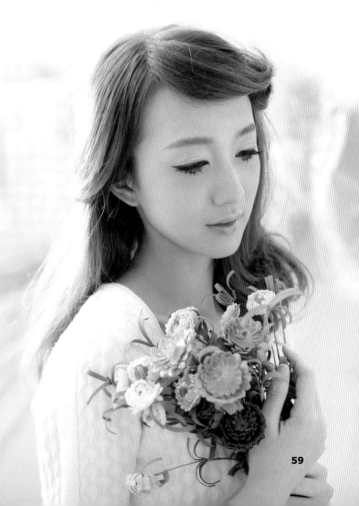

8 白色代表蛋白质 均衡营养的饱腹瘦身食物

蛋白质是维持人体正常发育的重要营养物质，即使你身处减肥期，也不能舍弃蛋白质。事实上，蛋白质摄入得当，不仅不会增胖，还会为你的减肥大业助上一臂之力。

高蛋白饮食减肥效果更好

你知道蛋白质减肥比节食减肥效果更好吗？因为蛋白质不会在体内储存，也不会大量地转化成脂肪，除用于机体正常生理需求以外大部分以能量的形式代谢掉。还有利于水分代谢，从而消除水肿，高蛋白饮食（40% 的糖，30% 的蛋白质，30% 的脂肪）的减肥效果比只吃面包、蔬菜、水果的节食方式更好。

蛋白质水解可消除水肿

每天早上起床，发现连又"胖"了一圈？这种由于水肿引起的假性肥胖让人烦恼不已。如果你是经常水肿的体质，需要多多关注蛋白质的摄入。因为蛋白质水解后的物质有利于调整人体组织液的浓度平衡，有利于水分的代谢，同时蛋白质在水解成氨基酸的同时会结合一部分水分，从而有利于消除水肿。

蛋白质可长时间增加饱腹感

从物理的角度来讲，蛋白质分子量较大，在体内的代谢时间较长，可长时间保持饱腹感，有利于控制饮食量。同时蛋白质可抑制促进脂肪形成的荷尔蒙分泌，减少赘肉的产生。因此食用含有蛋白质的食物，能够维持较长时间的饱腹感，从而达到减少进食量的作用。

选择优质蛋白质是关键

所谓优质蛋白，至少应具备两个条件：一是所含氨基酸品种齐全，特别是人体 8 种必需氨基酸一种也不能缺；二是所含氨基酸比例平衡，接近人体生理需要，人体的吸收与利用率高。

由此得知，瘦肉、鱼、禽、蛋类等动物性食品属于优质蛋白，相反，植物性食物则或多或少地存在缺陷。

蛋白质的分类

膳食蛋白主要包括动物性蛋白质和植物性蛋白质两类。由于动物性蛋白质的必需氨基酸种类齐全，比例合理，比一般的植物性蛋白质更易消化，所以也更有营养。

植物性蛋白质

1. 谷类

谷类是我国人民膳食蛋白质的主要来源，一般含蛋白质 6%~10%。谷类蛋白质的共同缺点是缺乏赖氨酸，所以谷类蛋白质的营养价值不是很高。

2. 豆类

豆类的蛋白质含量较高，大豆含蛋白质达 35%~40%，其他豆类的蛋白质含量为 20%~30%。豆类蛋白质所含的赖氨酸较丰富，但蛋氨酸略显缺乏。

3. 坚果类

花生、核桃、葵花子、莲子等坚果含有 15%~25% 的蛋白质，此外坚果还含有丰富的微量元素，对补脑益智很有帮助。

动物性蛋白质

1. 肉类

肉类含蛋白质 10%~20%，所含的必需氨基酸种类齐全，数量充分，属于优质蛋白质。

2. 禽类

禽类蛋白质含量为 15%~20%，其氨基酸构成近似人体肌肉组织，利用率较高。

3. 鱼类

鱼类蛋白质含量为 15%~20%，因为鱼类肌肉组织的肌纤维较短，加之含水量较丰富，容易被消化吸收。

4. 蛋类

蛋类含蛋白质 10%~15%，主要为卵清蛋白，其次是卵磷蛋白。

5. 奶类

牛奶中蛋白质的平均含量为 3.3%，主要是酪蛋白、乳清蛋白和乳球蛋白。

每天蛋白质最低需求为 45 克

平均一天之中蛋白质的需要量最少约是 45 克，也就是一餐大约 15 克。注意，早餐必须摄取充分的蛋白质。每人每天应至少摄入 25 克大豆蛋白，大概是 500 克左右豆浆。

常见食物的蛋白质含量

食物名称	每一百克中含量拥有的蛋白质（克）	食物名称	每一百克中含量拥有的蛋白质（克）
海参（干）	76.5	猪肉（瘦）	16.7
豆腐皮	50.5	鲢鱼	17.0
黄豆	36.3	羊肉（瘦）	17.3
蚕豆	28.2	鸡肝	18.2
猪皮	26.4	猪血	18.9
花生	26.2	猪心	19.1
鸡肉	23.3	牛肉（瘦）	20.3
猪肝	21.3	兔肉	21.2
鸡蛋	14.7	莲子	16.6
龙虾	16.4	核桃	15.4
燕麦	15.6	猪肾	15.5
鸭肉	16.5	螺旋藻	65

蛋白质摄入要适量

　　蛋白质，尤其是动物性蛋白摄入过多，对人体同样有害。过多的动物蛋白质的摄入，就必然摄入较多的动物脂肪和胆固醇，会增加发胖风险。而且此时身体必须将过多的蛋白质脱氨分解，氮则由尿排出体外，这会增加肾脏的负荷，加重代谢负担。

健康蛋白质饮食建议

建议 1：接受牛排

没有什么比一块鲜嫩多汁的牛排含有的蛋白质更多了。假如你选择的是瘦肉牛排的话，你就能摄入较多的蛋白质和较少的脂肪。其实，一块瘦牛排的热量比同样分量的鸡肉更低。

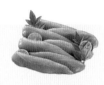

建议 2：选择白肉

鸡肉是节食者的好伙伴，跟红肉比起来，白肉含有的脂肪更加少，去掉鸡皮和骨头，只吃肉效果更好。这是因为皮和骨头上含有了较多的饱和油脂。

建议 3：挑选嫩猪肉

其实猪肉鲜嫩的部位也可以看做是白肉。现在的猪肉比起 30 年前的猪肉，其含有的脂肪少了 31%。假如你想要进行蛋白质饮食减肥，你不会错过嫩猪肉的。

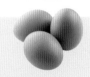

建议 4：加入鸡蛋

鸡蛋可能是最经典的蛋白质食物了，而且其价格也十分低廉。每天一只鸡蛋对成年人有好处，所以不要犹豫了，赶快将鸡蛋加入你的高蛋白饮食减肥中吧。

建议 5：多吃大豆

大豆产品，比如豆腐和其他以大豆为原料的食物都可以提供丰富的蛋白质。而且豆类制品一般都含有十分低的热量，多吃豆类还有一个好处，它可以降低你的胆固醇水平。

建议 6：选择低脂奶

假如你想要让你的高蛋白饮食减肥法更加美味，可以选择低脂奶制品。它的种类繁多，包括了牛奶、酸奶、奶酪。每天都喝一杯牛奶可以保障你在吸收蛋白的时候也吸收了钠。

9 米色代表膳食纤维 拒绝油腻脂肪的朴素瘦身餐

　　膳食纤维被营养学界称为"第七营养素"，1998年美国FDA建议，补充适量的膳食纤维可有效预防肥胖，膳食纤维通过吸收胃肠内的水分，迅速膨胀，使人体产生饱腹感，并且减少肠道吸收糖类、脂类物质，润滑肠道促进排便，抑制肥胖。

不同类型的食物纤维

　　纤维素、部分半纤维素和木质素是3种常见的非水溶性纤维。水溶性纤维存在于常见的食物如大麦、豆类、胡萝卜、柑橘、亚麻、燕麦和燕麦糠等食物中。

　　非水溶性纤维包括纤维素、木质素和一些半纤维素来自食物中的小麦糠、玉米糠、芹菜、果皮和根茎蔬菜。非水溶性纤维可降低罹患肠癌的风险，同时可经由吸收食物中有毒物质预防便秘和憩室炎，并且减低消化道中细菌排出的毒素。大多数植物都含有水溶性与非水溶性纤维，所以饮食均衡摄取水溶性与非水溶性纤维才能获得不同的益处。

膳食帮助健康瘦身

　　膳食纤维是指人体内不被小肠消化吸收，而在大肠中能部分或全部发酵的可食用的植物性成分、碳水化合物及其相类似物质的总和，包括多糖、寡糖、木质素以及相关的植物物质。日常生活中，人们往往容易将膳食纤维、粗纤维和纤维素混为一谈。粗纤维只是膳食纤维的一部分，是指植物组织用一定浓度的酸、碱、醇和醚等试剂，在一定温度条件下，经过一定时间的处理后所剩下的残留物，其主要成分是纤维素和木质素。

　　膳食纤维影响大肠功能的作用包括：缩短粪便通过时间、增加粪便量及排便次数、稀释大肠内容物以及为正常存在于大肠内的菌群提供可发酵的底物。水溶性膳食纤维在大肠中就像吸水的海绵，可增加粪便的含水量使其变软，同时膳食纤维还能促进肠道的蠕动，从而加速排便，产生自然通便作用。排便时间的缩短有利于减少肠内有害细菌的生长，并能避免胆汁酸大量转变为致癌物。

　　膳食纤维，特别是可溶性纤维，可以减缓食物由胃进入肠道的速度并具有吸水作用，吸水后体积增大，从而产生饱腹感而减少能量摄入，达到控制体重和减肥的作用。

常见食物的蛋白质含量

食物名称	每一百克中含量拥有的膳食纤维（克）	食物名称	每一百克中含量拥有的膳食纤维（克）
茯苓	80.9	燕麦	13.2
松菇	35.1	松子	12.4
红菇	31.6	玉兰片	11.3
香菇	31.6	小麦	10.8
小麦麸	31.3	榛蘑	10.4
木耳	29.9	松子仁	10
蘑菇干	21	大麦	9.9
葫芦条	18.1	核桃	9.5
干姜	17.7	杏仁	8
大豆	15.5	赤小豆	7.7
玉米干	14.4	荞麦	6.5
肉豆蔻	14.4	枣干	6.2

口感粗糙的食物中才有纤维

　　根据物理性质的不同，膳食纤维分为可溶性和不可溶性两类。不可溶性纤维主要存在于麦麸、坚果、蔬菜中，因为无法溶解，所以口感粗糙。大麦、豆类、胡萝卜、柑橘、燕麦等都含有丰富的可溶性纤维，能够减缓食物的消化速度，使餐后血糖平稳，还可以降低血降胆固醇水平，这些食物的口感较为细腻，但也有丰富的膳食纤维。

膳食纤维含量最高的五谷杂粮

NO.1 麦麸

把在食品中添加麦麸作为减肥计划的一部分。麦麸即麦皮，是小麦磨取面粉后筛下的种皮。它富含纤维素，会在胃肠内限制部分糖和脂肪的吸收，使体内脂肪消耗增多。另外，它还有吸水性，在大肠内吸收水分和粪便中的有害物质，改善结肠功能，帮助排清宿便。

麦麸减肥法

麦麸熨

材料：麦麸 500 克、苍术 50 克、木香 50 克、乳香 25 克。

做法：将麦麸 500 克放进锅里热炒，加入苍术 50 克、木香 50 克、乳香 25 克，小火炒 2~3 分钟。炒时往锅内不时地加入一些水，搅拌均匀，当产生一些热气时，就可以了。将炒制好的麦麸放进缝好的布袋子里，备用。将这样热乎乎的麦麸布袋，敷在你想要瘦的地方，比如手臂、大腿、腰腹部。它很方便，不管是看电视、看书或与家人闲聊的时候都可以敷。将热乎乎的麦麸袋熨烫在软软的赘肉上，就像熨斗一般来回熨烫赘肉。

作用：被麦麸袋熨过的肌肤，既光滑又紧实。坚持一段时间，你会惊喜地发现小腹的"游泳圈"悄然撤下。这样炒制的"麦麸熨"，有理气活血、高温燃烧脂肪的作用。并且，它在减脂的同时，还有很好的保健效果。

减肥小贴士

1. 每天进餐时特意加一勺麦麸混合吃，购买面包、饼干时，也专挑选添加了麦麸的或是粗麦类的。这种以高纤维食品为主食的超低热量减肥法，一天可减肥 100 克。

2. 在炒制麦麸的时候，还可以加入适量的盐水，边炒制，边将双手放在锅的上方蒸熏。接着，用炒制好的麦麸敷在脸颊、手上，以顺时针的手势按摩，约 5 分钟之后，再把这些麦麸洗掉。经过五六次之后，你会发现肌肤变得滑嫩、细致，脸部的线条也变得柔和。这是因为麦麸有很好的祛除角质、燃烧脂肪的功效。

NO.2 糙米

糙米被称为减肥必吃的食物，可见它为减肥事业立下了不少汗马功劳。糙米能够调节不饱和脂肪，加快肠道蠕动速度，其中它所含有的膳食纤维可促进胆固醇排出，所以有高血脂疾病的朋友平时要多吃糙米。另外，糙米具有很强的饱腹感，因此，可有效帮助控制食欲。

糙米减肥食谱

糙米茶

材料：糙米 200 克、水 1500 毫升。

做法：

Step1：用干锅翻炒糙米，但不要将米炒至爆裂，当米变为黄褐色时盛起。

Step2：在锅内放水，煮开后，放入炒好的糙米，马上停火，原封不动放 5 分钟。然后将糙米过滤后将水当茶喝。

Step3：每餐前 30 分钟喝，并保证一天饮用量为 600 毫升以上。

作用：糙米茶喝起来非常清心爽口，是很好的解渴、减肥饮品。喝糙米茶时，最好是趁热喝，这样才能更好地发挥糙米的香味与减肥功效。

减肥小贴士

1. 糙米茶不要与含蛋白质的食物一起喝，如牛奶。

2. 喝茶时不要连茶水里的糙米一起喝，否则会使瘦身效果减半。

3. 糙米茶绝对不可以与其他添加物（如白糖、蜂蜜）混合食用。

4. 为了防止浪费，过滤的糙米可熬粥。

5. 糙米茶只有坚持喝，才能达到事半功倍的效果。

6. 饭后或饭前不吃零食。

7. 下午六点以后，只喝糙米茶与水，瘦身效果会更好。

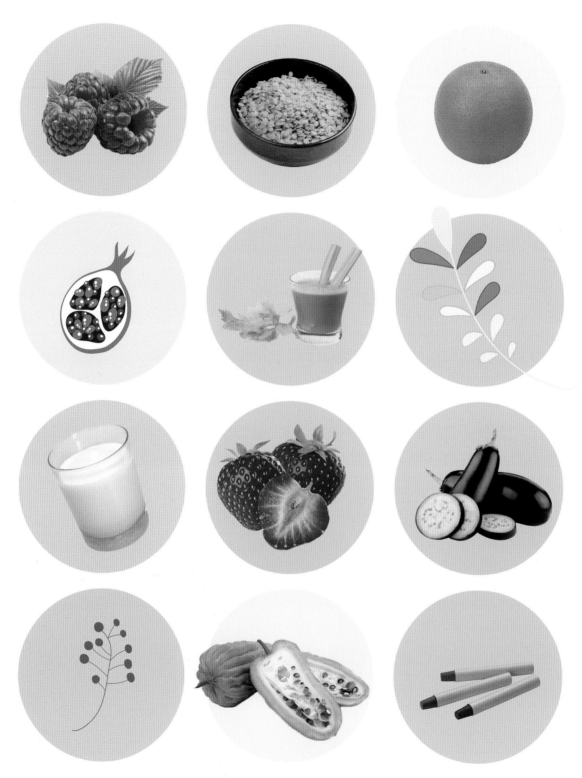

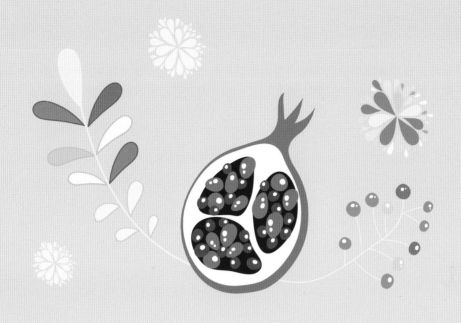

第三章 色彩妙搭

最有效的双色减肥餐

衣服需要色彩搭配，食物也同样需要搭配！米色＋红色，活化身体机能健体利水；绿色＋黑色，能够帮助清理血管吸附残留毒素；紫色＋白色，低脂肪的饱腹感带来扎实的饱腹感。

1 米色 + 红色 麦片 + 红豆 活化机能健体利水

减肥可不仅仅是减去脂肪这么简单，当身体累积的水分过多，即使脂肪含量不变，也会让你看起来胖一圈！对于备受水肿肥胖困扰的人而言，麦片和红豆都是不错的减肥食物。

麦片 + 红豆减肥关键词

关键词 1：膳食纤维

麦片具有足够的膳食纤维，富含可溶性纤维是白米的 12 倍，是白面包的 3 倍。易产生饱腹感，消化时能消耗更多能量，还能促进肠胃蠕动，帮助你不节食也能减轻体重。

关键词 2：补血消水肿

颜色通红诱人的红豆自古就是养生圣品，可以排水肿，特别适合水肿体质的女性食用，让你从此对水肿大脸 say goodbye。俗话说，以色补色，红豆还可以补血行气，让你即使不上腮红也能拥有红润的气色。

关键词 3：调节代谢

麦片尤其适合减肥，含有丰富的 B 族维生素和锌，它们对糖类和脂肪类的代谢具有调节作用。它们可以有效地降低人体中的胆固醇。经常食用，可对中老年人的主要威胁——心脑血管病起到一定的预防作用。

关键词 4：通便降糖

麦片中含有的元素对糖尿病也有非常好的降糖、减肥的功效。同时麦片粥有通大便的作用，这不仅是因为它含有植物纤维，而且在调理消化道功能方面，维生素 B_1、B_{12} 更是功效卓著。

关键词 5：消脂利尿

红豆是一种高蛋白、低脂肪的食物，含亚油酸、豆固醇等，这些成分都可有效降低血清胆固醇。红豆中还含有较多的膳食纤维，可使糖分的吸收减少，既消脂又利尿。但红豆所含的蛋白质属于不完全氨基酸，食用时搭配燕麦或薏米等谷类一起烹煮，这样就可以起到蛋白质互补的作用，也让降脂功效更强。

麦片 + 红豆减肥餐

配餐 1：热豆沙冲麦片

材料：红豆 200 克、熟麦片 50 克、白砂糖适量。

制作方法

Step1：将红豆拣去杂质，洗净放到锅中，加入适量的水把红豆煮透；

Step2：把红豆连带汤水倒入搅拌机里打碎成红豆沙，根据自己的口味酌量加糖；

Step3：把打碎的热豆沙冲进已经准备好的熟麦片中即可。

配餐 2：红豆麦片华夫饼

材料：熟红豆 10 克、燕麦 40 克、酵母 2 克、鸡蛋 2 个、牛奶 50 毫升。

制作方法

Step1：将麦片放入搅拌机中打成粉；

Step2：在麦粉中打入鸡蛋，搅拌均匀；

Step3：牛奶温热，将酵母融进去；

Step4：倒入之前准备好的面糊，将红豆撒在表面上；

Step5：盖上华夫饼机盖子，大概烤 3~5 分钟即可。

配餐 3：红豆麦片粥

材料：红豆 50 克、生麦片 50 克、小米 150 克。

制作方法

Step1：红豆洗净，浸泡 1 小时左右备用；

Step2：将泡好的红豆和淘洗好的小米放入电锅中煮开至花；

Step3：倒入事先准备好的麦片，继续煮 15 分钟即可关火。

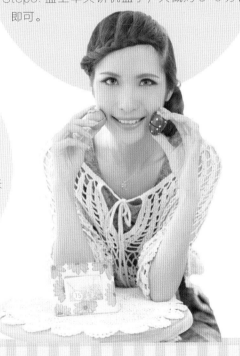

减肥小贴士

红豆虽然有益减肥，也有其食用禁忌。由于红豆能活化身体机能，具有出色的排水利尿作用，能在短时间内让人明显增加尿意。所以晚上临睡前不适合大量食用，建议早上早起时作为早餐食用。

2 绿色 + 黑色 黄瓜 + 木耳 血管清道夫吸附毒素

如果血管累积了太多毒素和垃圾，不仅会阻滞血液的正常流动，也会造成身体代谢下降。久而久之，你会发现自己变成了"易胖"体质，这时候在自己的食谱中加入黄瓜和木耳吧！

黄瓜 + 木耳，减肥问与答

问 常吃黄瓜对减肥有什么好处？

答：黄瓜是餐桌上的"平民"蔬菜，却有"贵族"级的营养价值。黄瓜含有的胶质、果酸和生物活性酶，可以促进机体代谢，清热利尿。新鲜黄瓜中含有的丙醇二酸，能有效地抑制糖类物质转化为脂肪，因此，常吃黄瓜对减肥有很大的好处。

问 为什么把木耳称为体内清道夫？

答：木耳有血管清道夫的美誉，这是因为黑木耳中的植物胶质，有很强的吸附力，可把残留在人体消化系统内的灰尘、杂质及放射性物质吸附，集中起来排出体外，从而起到排毒清肠的作用。

问 为什么黄瓜搭配木耳有减肥功效？

答：黄瓜中的丙醇二酸能抑制体内糖分转化为脂肪，从而达到减肥的功效。而木耳富含多种营养成分，被誉为"素中之荤"。木耳中的植物胶质，有较强的吸附力，可将残留在人体消化系统中的某些杂质集中吸附，再排出体外，可以起到排毒清肠的作用。

问 黄瓜这么多好处，食用的时候可以随意吗？

答：其实不然，黄瓜虽然营养多，但食用时也是有一些宜忌的。虽然搭配不当不会引起明显的不适与损害，但如果能合理搭配，让营养素更好地发挥作用岂不更好？

问 黄瓜和木耳还有别的营养价值吗？

答：黄瓜和木耳都有着美容养颜的作用，黄瓜中含有丰富的维生素 E，同时黄瓜中的黄瓜酶有很强的生物活性，能够起到润肤保湿、舒展皱纹的作用。而木耳中铁的含量极为丰富，常吃木耳能养血驻颜，令肌肤细腻红润。

黄瓜 + 木耳减肥配餐

配餐 1：炒黄瓜木耳肉片

材料：黄瓜 1 根、水发木耳 100 克、瘦猪肉 200 克。

制作方法

Step1：将黄瓜洗净，切成薄片备用；木耳择洗干净，撕成小块；

Step2：猪肉切成薄片，用少许盐、淀粉拌匀备用；

Step3：将精盐、酱油、味精和水淀粉盛装碗中拌成芡汁；

Step4：烧好油锅，先将肉片炒至七分熟；

Step5：放入黄瓜片和木耳，继续翻炒；

Step6：倒入调好的芡汁，继续翻炒 5 分钟即可出锅。

配餐 2：凉拌黄瓜木耳

材料：黄瓜 2 根、木耳 50 克、生抽、陈醋、香油、盐、糖适量。

制作方法

Step1：木耳用水泡开，掰成小块放沸水里煮 10 分钟；

Step2：黄瓜洗净，刨成细丝备用。

Step3：将木耳和黄瓜放入碗中，加入适量生抽、陈醋、糖、盐、香油拌匀。

配餐 3：黄瓜木耳汤

材料：黄瓜半根、木耳 50 克。

制作方法

Step1：黄瓜去皮去瓜瓤，切薄片；木耳用温水泡发，摘去硬蒂，沥去水分。

Step2：锅内下油，烧热，爆炒木耳。

Step3：加清水 500 毫升烧沸，然后倒入黄瓜片；

Step4：加入盐、味精、香油继续煮 5 分钟即可。

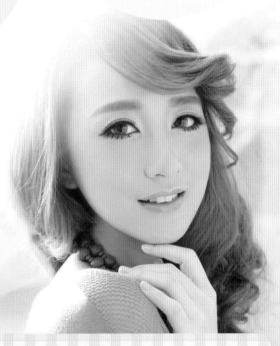

减肥小贴士

新鲜木耳中含有一种名为"卟啉"的物质，因为这种物质的存在，人吃了新鲜木耳后，经阳光照射会发生日光性皮炎，出现皮肤瘙痒。所以，建议食用泡发后的干木耳，干木耳在曝晒过程中大部分的"卟啉"会被分解掉。

3 黑色 + 红色 黑豆 + 番茄 护血管助微循环

番茄向来就是减肥的好助手，丰富的纤维和果胶让你饱腹感明显。而黑豆富含亚油酸，能调节体内胆固醇代谢，维护血管健康。两者强强联手，给顺畅代谢保驾护航。

黑豆 + 番茄减肥关键词

关键词 1：增加肠胃蠕动

黑豆皮为黑色，含有花青素，花青素是很好的抗氧化剂来源，能清除体内自由基，尤其是在胃的酸性环境下，抗氧化效果好，养颜美容，增加肠胃蠕动，有利于减肥。

关键词 2：血管清道夫

黑豆中含有数十种脂肪酸，不饱和脂肪酸含量高达 80%，其中亚油酸含量就占了约 55.08%。亚油酸对胆固醇代谢具有至关重要的调节作用，当亚油酸缺乏时，胆固醇将与饱和脂肪酸结合并在人体内沉积。因此，亚油酸又有"血管清道夫"的美誉。

关键词 3：刺激饱食中枢

对于饭量较大的女性来说，番茄就是她们的"救世主"。因为番茄中丰富的食物纤维和果胶能强有力地将胃膨胀，刺激饱食中枢，一边向大脑发出"吃饱了"的信号，一边加快肠道蠕动，促进体内废物的排除。

关键词 4：搭配烹饪美味加倍

黑豆和番茄搭配在一起不会起到排斥反应，黑豆清血管，番茄填饱食欲，搭配在一起的减肥效果显著，而且还可以做出很多美味的食物，比如黑豆番茄汤、番茄黑豆饭等等，可以一边享受美食一边减肥。

黑豆 + 番茄减肥配餐

配餐 1：茄汁焗黑豆

材料：黑豆 80 克、茄汁 1 罐。
制作方法
Step1：黑豆洗净，放入清水中浸泡两小时；
Step2：将浸泡好的黑豆放入锅中隔水煮熟；
Step3：将煮好的黑豆捞出，和一整罐茄汁放入锅中继续闷煮 5 分钟。

配餐 2：黑豆番茄汤

材料：黑豆 50 克、新鲜番茄 1 个、鸡精、盐适量。

制作方法

Step1: 将黑豆洗净，放入水中浸泡两小时，番茄切成块状备用；

Step2: 将浸泡好的黑豆放进锅中，加入适量清水煮至黑豆发软；

Step3: 把番茄块放入锅中，加入鸡精、盐调味；

Step4: 继续煮 5 分钟即可关火。

配餐 3：番茄黑豆烙

材料：山药 1 根、新鲜番茄 2 个、黑豆 50 克、香草、薄荷碎、黑胡椒碎适量。

制作方法

Step1: 山药、番茄洗净、黑豆提前泡好；

Step2: 山药带皮中火蒸 15 分钟，剥皮，碾压成泥；

Step3: 番茄放入榨汁机中榨汁，黑豆放入蒸锅蒸至软烂；

Step4: 在山药泥中拌入黑豆、番茄汁、香草、薄荷碎、黑胡椒；

Step5: 取平底锅，倒入橄榄油烧至六成热，倒入山药泥摊成饼状；

Step6: 改小火，双面各煎 4~5 分钟即可出锅。

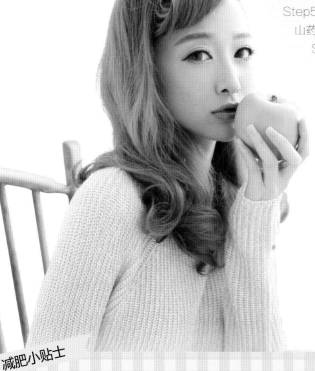

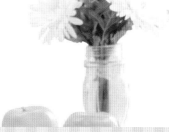

减肥小贴士

如果只是洗了一下，黑豆就出现掉色或者泡的时候水色特深，那有可能是假的黑豆。因黑豆价格较贵而黑芸豆价格较为便宜，有不法商贩用黑芸豆冒充黑豆，黑豆内仁为黄色或青色，芸豆内仁为白色。

4 紫色 + 红色 蓝莓 + 草莓 抗自由基的瘦身搭配

蓝莓、草莓等莓类水果，是抗氧化剂的"大户"，能对抗自由基对身体的损害，有助于美容养颜，延缓衰老。而且，草莓中的膳食纤维和果胶更是公认的饱腹感好帮手。

蓝莓、草莓减肥原理揭秘

原理 1:

蓝莓中富含花青素，它吸收自由基的能力值最高。由于花青素的特殊结构，它能有效地清除人体内的自由基，起到保护细胞和防止 DNA 受损的作用。而且蓝莓本身的热量较低，而且果酸成分也较高，可以加速体内新陈代谢，对减肥瘦身有良好功效。

原理 2:

草莓中的维生素 C 的含量约是等量西瓜、葡萄和苹果的 10 倍。草莓中含有的强效抗氧化剂能有效地清除人体内有害的自由基，其含有的天然的抗炎成分可以减少自由基的产生数量，有减缓衰老、保持脑细胞活性的作用。

原理 3:

草莓含有果胶和丰富的膳食纤维，可以帮助消化及排便，让你的身体更加轻盈，从此和小肚子说再见。而且草莓中的膳食纤维会给人增加明显饱腹感，草莓的营养成分也很容易被人体消化和吸收。

配餐 1: 鲜打蓝莓草莓汁

配餐 1: 黑豆番茄汤

材料: 蓝莓 250 克、草莓 250 克、冷开水 150 毫升。

制作方法

Step1: 将新鲜的蓝莓和草莓洗干净，沥干水分，放入榨汁机中；

Step2: 倒入适量的冷开水，还可以根据自己的口味，倒入适量的蜂蜜或者鲜牛奶；

Step3: 通电，搅拌成汁，断电后即可食用。

配餐 2: 酸奶拌蓝莓草莓

材料: 蓝莓 100 克、草莓 150 克、酸奶 125 毫升。

制作方法

Step1: 将蓝莓和草莓清洗净，把草莓切成两半；

Step2 蓝莓草莓混合在一起，倒入酸奶进行搅拌即可；

Step3: 如果喜欢冰凉的口感，可以把拌好蓝莓草莓放入冰箱冰镇。

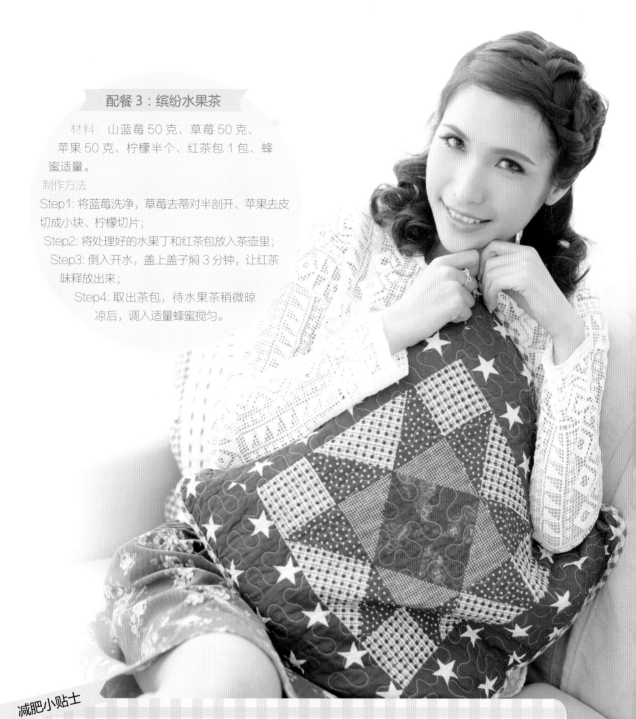

配餐 3：缤纷水果茶

材料：山蓝莓 50 克、草莓 50 克、苹果 50 克、柠檬半个、红茶包 1 包、蜂蜜适量。

制作方法

Step1: 将蓝莓洗净，草莓去蒂对半剖开、苹果去皮切成小块、柠檬切片；

Step2: 将处理好的水果丁和红茶包放入茶壶里；

Step3: 倒入开水，盖上盖子焖 3 分钟，让红茶味释放出来；

Step4: 取出茶包，待水果茶稍微晾凉后，调入适量蜂蜜搅匀。

减肥小贴士

挑选草莓的时候应该尽量挑选色泽鲜亮、有光泽，结实、手感较硬的草莓。太大的草莓不要买，过于水灵的草莓也不能买，由于草莓质地较软，保鲜期短，最好不要一次性购买太多。

5 蓝色+紫色 紫甘蓝+紫菜 丰富的抗氧化果蔬

营养学家指出，深色系的果蔬营养价值较一般果蔬要高，例如，紫甘蓝和紫菜就含有高含量的抗氧化剂。此外，紫菜和紫甘蓝中丰富的纤维素和微量元素，对减肥纤体助力出众。

这些减肥小知识你知道吗

1. 紫甘蓝怎么吃都不胖

紫甘蓝的低热量和丰富的植物纤维使得它成为减肥时很好的代餐食物，就算多吃也不会发胖。因此紫甘蓝有很好的减肥功效，而吃紫甘蓝减肥也就受到很多人的推崇。

2. 紫甘蓝有助身体代谢

紫甘蓝含有大量维生素和纤维素，以及胡萝卜素、蛋白质、钙、铁、磷。由于紫甘蓝热量低，而且纤维素丰富，可以帮助肠蠕动，加速身体代谢，因此紫甘蓝有很好的减肥功效。

3. 紫甘蓝有助于脂肪燃烧

甘蓝中的铁元素，能够提高血液中氧气的含量，有助于机体对脂肪的燃烧，从而对于减肥大有裨益。

4. 紫菜减肥又补钙

紫菜热量低，含碘高，具有补钙瘦身的双效果，不仅如此，它的高纤维素可以帮助清除身体里的毒素，帮助肠道排污，所以紫菜减肥汤是最好的餐前减肥食品 。

5. 紫菜能保持肠道健康

紫菜一般的蛋白质含量在 24%~28% 之间，远远高于一般的蔬菜。紫菜的 1/3 是食物纤维，可以保持肠道健康，将致癌物质排出体外。它所含的微量多糖类，可达到抑制癌症的效果。

6. 紫菜瘦身又健脑

紫菜中被人们比喻为"脑黄金"的二十碳五烯酸含量高达 30%，紫菜的脂肪含量低，多在 1% 以下，另外紫菜中含有多达 21% 的食用纤维，让你清除体内垃圾和优质的同时，帮助延缓大脑的衰老，补充大脑动力，热量又极低。

紫甘蓝＋紫菜减肥配餐

配餐1：紫菜紫甘蓝汤

材料：紫菜15克、紫甘蓝150克、蒜末、高汤适量。

制作方法

Step1: 把紫甘蓝洗净，切成细丝备用；

Step2: 锅中加入少许花生油，爆香蒜末，加入紫甘蓝丝翻炒；

Step3: 加入高汤500毫升煮至开锅，加入紫菜继续焖两分钟即可食用。

配餐2：乌鸡紫甘蓝手卷

材料：韩国紫菜5张、紫甘蓝30克、熟米饭200克、乌鸡腿1个。

制作方法

Step1: 乌鸡腿去骨剁成小块,用盐、胡椒粉、料酒腌渍

Step2: 洋葱切碎、紫甘蓝切丝，紫菜剪丝；

Step3: 锅内放油煸香洋葱碎，放入乌鸡块煸炒，放入清水大火焖10分钟煮熟；

Step4: 将乌鸡块捞出，和事先煮好的米饭混合，放入适量的盐、酱油拌匀；

Step5: 待晾凉后，用紫菜装入米饭和准备好的甘蓝、紫菜丝卷起来。

配餐3：紫甘蓝紫菜包饭

材料：韩国紫菜2~3张、紫甘蓝3片、胡萝卜1根、熟米饭100克。

制作方法

Step1: 煮好的米饭盛入碗中，加入适量香油、食醋、糖、盐搅拌均匀；

Step2: 胡萝卜切条下油锅煎熟，紫甘蓝焯熟；

Step3: 竹帘上铺一片紫菜，拨入适量调好味的米饭；

Step4: 米饭上铺一层紫甘蓝，再放一根煎熟的胡萝卜；

Step5: 用竹帘将紫菜连片卷起即可。

减肥小贴士

紫甘蓝富含膳食纤维，吃多了的话会过度促进肠胃蠕动，过度促进排毒排便，可能会导致腹泻。所以肠胃功能差或者体质虚弱的人不宜食用过多紫甘蓝。

橙色 + 白色 黄豆 + 冬瓜 朴实的有机营养餐

黄豆富含植物激素和异黄酮类物质，对女性健康益处多多。而冬瓜又是排水利尿的好物。两者搭配的减肥营养餐，不仅能保证丰富的营养，还会让你越吃越享"瘦"。

黄豆 + 冬瓜减肥关键词

关键词 1：控制食欲

黄豆含有植雌激素 - 异黄酮类物质，能有效提高体内雌激素的水平，延缓女性衰老，另外黄豆还含有缩胆囊素，这种成分可是减肥的法宝，能帮助控制食欲，还能维持血糖恒定水平，不会有饥饿的感觉。

关键词 2：利尿排湿

冬瓜性寒，瓜肉及瓤有利尿、清热、化痰、解渴等功效。亦可治疗水肿、痰喘、暑热、痔疮等症。冬瓜不含脂肪，并且含钠量极低。冬瓜还有利尿排湿的功效，对于水肿型肥胖效果显著，减肥期间经常吃冬瓜能帮助你快速瘦下来。

关键词 3：抑制脂肪转化

冬瓜中含有丙醇二酸，这种物质能够有效地抑制糖类转化成脂肪，另外冬瓜中本来就不含脂肪，热量也很低，对于减肥是再好不过的食物了。能养胃生津、清降胃火，使人食量减少，促使体内淀粉、糖转化为热能，而不变成脂肪。因此，冬瓜是肥胖者的理想蔬菜。

关键词 4：高营养减肥物

冬瓜具有较高的营养价值。每百克冬瓜肉中含蛋白质 0.4 克，碳水化合物 2.4 克，钙 20 毫克，磷 12 毫克，铁 0.3 毫克，还有多种维生素，特别是维生素 C 的含量较高，每百克含有 16 毫克。此外，因含有丙醇二酸，所以对防止人体发胖，增进健美，具有重要作用。

关键词 5：补充胶原蛋白

冬瓜富含丰富的维生素 C，对肌肤的胶原蛋白和弹力纤维，都能起到良好的滋润效果。减肥期间，胶原蛋白流失比较严重的时期，经常食用冬瓜，可以有效抵抗初期皱纹的生成，令肌肤柔嫩光滑。

黄豆＋冬瓜减肥配餐

配餐 1：排骨黄豆冬瓜汤

材料：黄豆 50 克、冬瓜 150 克、排骨 250 克、葱花适量。

制作方法

Step1：将黄豆提前半天至一天用清水泡发；

Step2：锅内加适量的清水，将排骨和泡好的黄豆倒入锅中，加入姜片煮 25~30 分钟；

Step3：把切好的冬瓜放进锅里，调入少许盐，继续煮 10 分钟；

Step4：关火，在煮好的骨汤中撒入一把葱花即可。

配餐 2：黄豆冬瓜煲猪脚

材料：猪蹄 1 只、冬瓜 30 克、黄豆 20 克，葱段、姜块适量。

制作方法

Step1：把黄豆倒入清水中，浸泡两个小时左右；

Step2：冬瓜切块，保留冬瓜皮，有减肥效果；

Step3：在清水中放入猪脚、黄豆、葱段、姜块，煲一个小时左右；

Step4：猪脚和黄豆煲好后，再放入冬瓜煲熟，关火放入盐和鸡精调味。

配餐 3：炝炒黄豆盖蒸冬瓜

材料：冬瓜 250 克、黄豆 25 克、五花肉 35 克、葱花少许。

制作方法

Step1：冬瓜切块上锅清蒸约 5 分钟，熟软后摆盘备用；

Step2：将干黄豆提前泡至饱满，五花肉剁成碎肉丁；

Step3：热锅放油，将碎肉丁炒至三分熟，加入适量盐、生抽、香醋、白砂糖翻炒，再加入黄豆炒熟；

Step4：将炒好的黄豆放入摆满冬瓜的盘中，撒入葱花即可。

减肥小贴士

冬瓜放在干燥的地方，便于长时间保存。另外，冬瓜的外面的白粉不要去除，那是一层保护粉。如果冬瓜在切开后应尽快食用，不然会发生发霉、生小虫的情况。

7 白色 + 黑色 牛奶 + 黑芝麻 丰富的蛋白质营养

牛奶和黑芝麻的组合搭配，一黑一白，轻松补足身体所需的蛋白质。更重要的是，芝麻含有防止发胖的植物卵磷脂、胆碱、肌糖等成分，即使吃得很"饱"，也不要担心会轻易发胖。

牛奶黑芝麻减肥一点通

牛奶：

牛奶是自然界食物中优质的蛋白质来源——丰富完整的酪蛋白、白蛋白、球蛋白、乳蛋白，所含的20多种氨基酸中有人体必需的 8 种氨基酸。而且牛奶的蛋白质是全蛋白，消化率高达 98%，消化速度也要比肉类、鸡蛋、鱼、粮食等提供的蛋白质都快得多。

芝麻：

黑芝麻向来被视为滋补圣品，一方面是因为含有优质蛋白质和丰富的矿物质。另一方面是因为含有丰富的不饱和脂肪酸、维生素 E 和珍贵的芝麻素及黑色素。其含量高居植物性食物之首，维生素 E 是良好的抗氧化剂，适当的补充维生素 E 可以起到润肤养颜的作用。

牛奶黑芝麻减肥关键词

关键词 1：吃多也不胖

黑芝麻中含有防止人体发胖的植物卵磷脂、胆碱、肌糖，因此芝麻吃多了也不会发胖。在节食减肥的同时，若配合芝麻的食用，粗糙的皮肤可获得改善。

关键词 2：燃烧脂肪

牛奶不仅是美白养颜佳品，而且更是瘦身美体的良方，长期食用全脂奶制品不仅不会使人发胖，反而有助于保持体形。牛奶中含有丰富的钙元素，能帮助人体燃烧脂肪，促进机体产生更多能降解脂肪的酶。

关键词 3：平衡营养

牛奶中缺少植物中的膳食纤维，和芝麻搭配在一起，可补充牛奶欠缺的膳食纤维，而且黑芝麻中富含丰富的蛋白质和矿物质，可以平衡营养。

牛奶 + 黑芝麻减肥配餐

配餐 2：日式芝麻牛奶布丁

材料：纯牛奶 600 毫升、炼乳 30 克、白糖 30 克、熟黑芝麻粉 1 大勺、黑芝麻酱 15 克、吉利丁粉 12 克、清水 40 毫升。

制作方法

Step1: 将吉利丁粉用清水泡软，搅拌均匀备用；

Step2: 将牛奶、白糖、芝麻酱一起小火加热至融化；

Step3: 离火，往锅中加入炼乳和熟芝麻粉，拌匀；

Step4: 加入泡软的吉利丁，搅拌融化；

Step5: 把芝麻奶液过筛，再均匀分装入模；

Step6: 入冰箱冷藏 2 小时以上待其凝固即可。

配餐 1：牛奶黑芝麻糊

材料：黑芝麻 500 克、牛奶 500 毫升。

制作方法

Step1: 将黑芝麻拣净，放入锅中炒香，晾凉；

Step2: 把黑芝麻放入研钵中捣碎成粉末儿状；

Step3: 黑芝麻碎末装入碗中，加入牛奶搅匀至糊状即可。

配餐 3：牛奶黑芝麻小馒头

材料：黑芝麻 50 克、鲜牛奶 300 毫升、面粉 300 克。

制作方法

Step1: 黑芝麻磨成细粉，放置备用；

Step2: 用温牛奶冲开酵母粉，加入面粉，发面两小时左右；

Step3: 取出面团，揉匀，挤出气泡；

Step4: 在面团中加入黑芝麻粉，揉匀；

Step5: 将面团掰碎，团成均匀的小块；

Step6: 上锅烧水，将面团蒸 30 分钟左右即可。

减肥小贴士

牛奶是人们喜欢的食用营养品。但每 100 克牛奶中含脂肪在 4 克以上，这个脂肪含量对于身体肥胖和血脂较高的人而言是个不利因素。所以，处于减肥期的女性建议挑选脱脂或者低脂肪牛奶食用。

8 黑色+绿色 黑荞麦+菠菜 有效清除体内垃圾

明明没有摄入太多的食物，为什么总觉得身体轻盈不起来？小心！那有可能是体内"垃圾"在再像你发出增重的预警。这时候，不妨借助黑荞麦和菠菜的力量，一举扫清体内"垃圾场"。

黑荞麦 + 菠菜减肥的奥秘

富含微量元素

黑荞麦粉是采用黑荞麦为原料加工制成，是谷类作物中唯一集七大营养素于一身的作物。苦荞麦含有多种有益人体健康的无机元素钙、磷、铁、铜、锌和微量元素硒等。

清理体内毒素和异物

镁、钾的高含量大大增强了黑荞麦粉的营养保健功能。并且黑荞麦蛋白有近三分之一为清理蛋白，可清理体内毒素和异物，而且，黑荞麦蛋白由于富含精氨酸，可以防止体脂增加。

淀粉含量少热量低

黑荞麦中的淀粉含量同比米、面都低，而纤维含量却同比米、面高；米、面呈酸性，而苦荞呈弱碱性。吃一碗黑荞麦饭，吃进去的淀粉就比一碗米饭的淀粉少，热量就低。

食物纤维助消化

黑荞麦自身含大量食物纤维，又帮助了消化，而他的碱性特征，又可以中和吃进胃中的油、肉类物质，轻松吃出苗条。

富含维生素防便秘

菠菜含有丰富的维生素 A、维生素 C 及矿物质，人体造血物质铁的含量也比其他蔬菜为多，对于胃肠障碍、便秘、痛风、皮肤病、各种神经疾病、贫血确有特殊食疗效果。

平衡身体元素健康又瘦身

菠菜含水量高（90% ～ 93%），而热量低，是镁、铁、钾和维生素 A 的优质来源；也是钙和维生素 C 的上等来源；吃菠菜可以弥补某些含磷量比含钙量多的食品的缺陷，平衡身体元素，利于减肥。

黑荞麦 + 菠菜减肥配餐

配餐 1：黑荞麦菠菜虾米炒饭

材料：黑荞麦 50 克、大米 100 克、菠菜 200 克、虾米 20 克。

制作方法

Step1: 将黑荞麦和大米洗净，混合在一起入锅焖煮；

Step2: 将菠菜择成小段，洗净备用、虾米浸软；

Step3: 热锅起油，放入米饭翻炒至米饭表面变硬；

Step4: 放入菠菜段和虾米，倒入适量盐和生抽，继续翻炒 5 分钟即可出锅。

配餐 2：菠菜黑荞麦拌面

材料：黑荞麦面 200 克、菠菜 50 克，生抽、陈醋、香油、盐、糖适量。

制作方法

Step1: 将黑荞麦面放进清水中煮 8 分钟；

Step2: 菠菜洗净，放入沸水中焯水 1~2 分钟去除草酸；

Step3: 将煮好的面放入冰水冰镇 2 分钟，捞出放入碗中；

Step4: 在面碗里放入焯好的菠菜，调入适量的生抽、陈醋、香油、盐、糖拌匀即可。

配餐 3：黑荞麦菠菜卷

材料：黑荞麦面 600 克、鸡蛋 6 个、菠菜 200 克、青红椒各 1 个、蒜片适量。

制作方法

Step1: 将黑荞麦面放入盆里加水、鸡蛋、精盐搅拌成面糊；

Step2: 平底锅置微火上，用少许色拉油擦锅底；

Step3: 用勺将黑荞麦面糊舀入平底锅中烙熟成黑荞麦饼；

Step4: 坐锅上火，倒入花生油，放入适量蒜片炒出香味；

Step5: 倒入菠菜、青红椒丝，翻炒至八成熟时调入精盐、生抽；

Step4: 在烙好的黑荞麦饼中放入炒好的菠菜和青红椒丝，卷成卷。

减肥小贴士

食用菠菜时要现洗、现切、现吃，不要去根，不要煮烂，以保存更多的维生素 C 和铁、钙。菠菜含草酸较多，与含钙丰富的食物（如豆腐）一起烹饪会形成草酸钙，不利于对钙的吸收，烹调时需注意。

9 紫色+橙色 紫葡萄+橙子 营养的美肤瘦身餐

富含维生素 C 的葡萄和橙子具有美白养颜的功效，这一点你应该不会陌生。可是你知道吗？葡萄可以维护心血管健康，橙子还能降低对甜食的欲望，减肥健体同样两不误。

葡萄+橙子减肥面面观

葡萄：水果界的美肤大王

紫葡萄堪称水果界的美容大王，它的果肉、果汁和种子内都含有许多对减肥和肌肤有益的营养成分，吃葡萄的时候连皮一起吃，有着你意想不到的减肥功效。葡萄皮中含有丰富的葡萄多酚、单宁、花青素以及白藜芦醇等物质，有很好的降低血脂、加速脂肪分解的功效。葡萄籽中含有丰富的水溶性 B 族维生素，它们是调节新陈代谢所不可或缺的营养素。而且还有丰富的钾、磷、钙和镁等矿物质，能够帮助排毒，清理体内环境，加快身体新陈代谢，养成易瘦体质。

葡萄：减肥同时维护血管健康

墨西哥医学专家研究发现，女性每天食用十来颗含有大量维生素的新鲜葡萄，既能减肥，又有益于心血管健康。食用新鲜葡萄每天以 12 颗为好，过量会提高血糖和甘油三酯含量，糖尿病患者要慎用。

葡萄：缓解饥饿造成低血糖症状

葡萄的含糖量达 8% ~ 10%。此外它还含有多种无机盐、维生素及多种具有生理功能的物质。葡萄含钾量也相当丰富。葡萄中的糖主要是葡萄糖，能很快地被人体吸收。减肥时很容易出现低血糖症状，若及时饮用葡萄汁，可很快使症状缓解。

橙子：降低对甜食的欲望

橙子多纤维又低热量，还含有天然糖分，是代替正餐或糖果、蛋糕、曲奇等甜品的最佳选择，嗜甜而又要减肥者可以吃橙子来满足对甜食的欲望。加之橙子富含纤维，多食有助排便，能减少体内积聚毒素。

橙子：促进血液循环降低胆固醇

橙子含有大量维生素 C 和胡萝卜素，可以抑制致癌物质的形成，还能软化和保护血管，促进血液循环，降低胆固醇，维护血脂平衡。多吃富含维生素 C 的水果蔬菜，有助于恢复皮肤弹性，防止过敏反应的发生。

紫葡萄 + 橙子减肥配餐

配餐 1：鲜打葡萄橙汁

材料：葡萄 150 克、橙子 1 个、蜂蜜适量。

制作方法

Step1：将葡萄用清水清洗干净，去梗；

Step2：橙子去皮，切成小块备用；

Step3：将葡萄、橙子块一起放榨汁机中打汁，最后调入蜂蜜即可。

配餐 2：橙味酒渍葡萄干蛋糕

材料：黄油 80 克、低筋面粉 120 克、泡打粉 4 克、细砂糖 60 克、鸡蛋 2 个、橙子 1 个、朗姆酒 20 克、葡萄干 50 克。

制作方法

Step1：用盐搓洗橙皮并刮下备用，葡萄干浸入朗姆酒；

Step2：黄油加入细砂糖用电动打蛋器打发至发白；

Step3：分两次加入蛋液，用电动打蛋器打匀；

Step4：将刨丝后的橙子榨汁，取 15 毫升加入蛋糕中打匀；

Step5：筛入低筋面粉和泡打粉搅拌均匀；

Step6：将橙皮末和葡萄干连同朗姆酒放入面糊；

Step7：在蛋糕模中刷油，倒入搅拌好的面糊；

Step8：烤箱预热 5 分钟，以 180℃烤 35~40 分钟。

配餐 3：葡萄橙子水果茶

材料：橙子 1 个、葡萄 100 克、红茶包 1 包、蜂蜜适量。

制作方法

Step1：橙子去除外皮和白色的外膜，果肉切成小块；

Step2：葡萄洗净，去蒂，放置一旁备用；

Step3：将红茶包和处理好的水果放入茶壶；

Step4：注入沸水，盖上盖子继续焖 3 分钟；

Step5：取出茶包，待茶汤稍凉后调入蜂蜜即可。

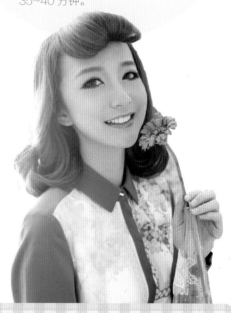

减肥小贴士

选购葡萄首先看颜色，成熟度适中的葡萄颜色较深。另外，鲜葡萄果粒紧密，味道较酸；过分松散则表示太熟，选排列有空间、果粒表面有白霜的葡萄最好。

10 橙色 + 绿色 玉米 + 花椰菜 从味蕾开始瘦身

平时味蕾总是偏好那些油腻刺激的食物？味蕾一旦"重口"，减肥效果就会大打折扣。在减肥时，让味蕾更清爽，身体也会随之轻盈纤瘦。就清爽度而言，玉米和花椰菜绝不会让你失望。

玉米 + 花椰菜 清爽减肥配餐关键词

要点 1：有效消除水肿

想击退造成肥胖原因之一的水肿，就要多加摄取维生素 C、维生素 E、铁等营养素。因为维生素 E 能促进血液循环、提高代谢、调节荷尔蒙分泌，有助于削减水肿，而维生素 C 则能增进毛细血管的健康，减轻水肿现象。铁能让氧被顺利运送到各器官，提升基础代谢。而这些营养素花椰菜都有，所以多吃花椰菜就能帮助你对恼人水肿 say goodbye！

要点 2：改善便秘预防肚腩

花椰菜含有丰富的植物纤维素，纤维素进入肠道后能促进肠胃蠕动，有助于清除宿便，让体内废物顺利排出。所以，多吃花椰菜对改善便秘症状很有帮助，肠道一旦畅通，小肚子也会随之不见，从此不必再为"大腹便便"而烦恼不已了。

要点 3：低卡明星蔬菜

花椰菜含水量很高，但热量却很低，1 个花椰菜热量只有 96~134 焦耳，在正餐前食用能很快给予你饱足感，同时减少摄入其他造成肥胖食物的机会，就算吃多了也不必担心会发胖。

要点 4：玉米：粗纤维"大户"

玉米中含有的粗纤维，比精米、精面高 4~10 倍，是名副其实的粗纤维"大户"。玉米中还含有大量镁，镁可加强肠壁蠕动，促进机体废物的排泄，对于减肥非常有利。而且玉米成熟时的花穗玉米须，有利尿作用，对缓解水肿效果出众。

要点 5 促进消化降血脂

花椰菜营养丰富且全面，主要包括蛋白质、碳水化合物、脂肪、矿物质、维生素 C 和胡萝卜素等。维生素 C 能够促进消化吸收，改善脂肪和类脂特别是胆固醇的代谢，降低血脂。

玉米 + 花椰菜减肥配餐

配餐 1：花椰菜甜玉米

材料：花椰菜 300 克、玉米 100 克，米醋、白砂糖、盐、咖喱粉适量。

制作方法

Step1：花椰菜洗净，掰成小朵，玉米粒洗净备用；

Step2：米醋、白砂糖、盐、咖喱粉充分混合均匀；

Step3：倒入少量温水，使砂糖彻底化开；

Step4：花椰菜和玉米过水焯 1~2 分钟，

Step5：将花椰菜和玉米倒入混合好的调味汁中；

Step6 放入保鲜盒，置于冷藏室，冷藏半天后即可食用。

配餐 2：花椰菜炒玉米

材料：花椰菜 300 克、玉米 100 克、清水适量。

制作方法

Step1：将花椰菜洗净，掰成小朵，玉米粒洗净备用；

Step2：锅中放水，水开后倒入花椰菜焯水；

Step3：将花椰菜倒入油锅中翻炒 5 分钟；

Step4：倒入玉米粒继续翻炒，加入盐和适量清水；

Step5：炒到花椰菜发软后即可装盘食用。

配餐 3：奶香玉米花椰菜

材料：玉米 20 克、花椰菜 100 克、牛奶 100 毫升，盐、湿淀粉适量。

制作方法

Step1：花椰菜洗净，掰成小朵，玉米粒洗净，备用；

Step2：锅中倒入适量花生油，放入花椰菜翻炒；

Step3：加入玉米粒继续翻炒 2 分钟；

Step4：倒入牛奶，用中火煮 3 分钟，加适量食盐调味后，用湿淀粉勾芡即可。

减肥小贴士

　　因为 B 族维生素、维生素 C 容易因受热溶出而流失，所以煮花椰菜不要煮太久，最好煮熟后就马上捞起来。另外，花椰菜茎部也有丰富的营养价值，所以别嫌麻烦，花点工夫去除茎部坚硬外皮就烹调食用吧！

11 紫色 + 白色 紫薯 + 豆腐 低脂肪的扎实饱腹感

脂肪含量高的食物虽然能带来"扎实"的饱腹感，却不免让人的担忧会发胖。不想将饱腹感打折扣，就试试低脂肪高纤维的食物。紫薯和豆腐联手，让你的减肥餐也能有滋有味。

紫薯 + 豆腐减肥小奥秘

硒元素预防脂肪堆积
紫薯减肥作用一方面是因为硒元素。硒元素可以控制人体对糖的吸收，阻止糖转变为脂肪，起到预防脂肪堆积的作用。

纤维素清肠道促排毒
紫薯含有大量纤维素，可以增加粪便量，促进肠道胃的蠕动，清理肠道内摄入过多的油脂，改善消化道环境的作用，帮助减肥排毒。

营养均衡又有饱足感
采用豆腐减肥食谱时，绝对不可以只吃豆腐，因为豆腐的营养不均衡，一定要搭配其他蔬菜和肉类，这样才能够均衡摄取营养。不用忍受饥饿，还很有饱足感。

降脂易消化低热量
豆腐含有可降低脂肪的大豆卵磷脂、优质的蛋白质、预防便秘的大豆寡糖、润泽皮肤的大豆异黄酮，还有丰富的大豆苷、铁质、B 族维生素等等，加上吃法出神入化又易有饱足感和容易消化，加上低热量，实在是瘦身又不用挨饿的好食材。

燃烧脂肪不造成肠胃负担
豆腐含有促进身体代谢、预防便秘有效的"大豆寡糖"、使肌肤更加润泽透亮的"大豆异黄酮"、促进代谢的"B 族维生素"、可阻断中性脂肪的"大豆配醣体"、可让脂肪完全燃烧的"铁质"以及"具容易消化的特性"，不会造成肠胃负担。

花青素抑制脂肪生出
紫薯富含蛋白质、淀粉、果胶、纤维素、氨基酸、维生素及多种矿物质，同时还富含硒元素和花青素。花青素能提高血液循环，预防骨质疏松，具有抑制脂肪生成的功效。

紫薯 + 豆腐减肥配餐

配餐 1：紫薯汁酿豆腐

材料：豆腐皮 200 克、紫薯 200 克，盐、味精、香醋、香菜、辣椒油适量。

制作方法

Step1：干豆腐切丝，放入锅中煮 3 分钟，去除豆腥味；

Step2：紫薯去皮、切丁，加适量放入榨汁机中榨汁；

Step3：将煮好的豆腐丝放入紫薯汁中拌匀；

Step4：上蒸锅蒸，开锅后 5 分钟关火，使豆腐充分吸收汤汁；

Step5：将豆腐丝盛出放凉，放入盐、味精、白醋、香菜和辣椒油拌匀。

配餐 2：紫薯豆腐汤

材料：紫薯 200 克、豆腐 200 克，鸡汤、葱段、香菜末、麻油适量。

制作方法

Step1：紫薯洗净去皮切丁，豆腐切成小块；

Step2：起油锅，加入葱段爆香，再加入紫薯丁翻炒至八成熟，盛出备用；

Step3：锅中倒入鸡汤，煮开后加入紫薯块、豆腐块，加盐、生抽适量，盖上锅盖煮 2~3 分钟；

Step4：待紫薯变软了，撒上香菜末，淋上麻油即可。

配餐 3：拔丝紫薯奶豆腐

材料：紫薯 200 克、豆腐 200 克、白砂糖 50 克，淀粉、熟芝麻适量。

制作方法

Step1：将紫薯削皮，切成棱形块，用淀粉包裹；

Step2：奶豆腐切成小方块，用淀粉包裹；

Step3：用小火先炸紫薯，再炸奶豆腐；

Step4：锅内放少许底油，热后放入白砂糖，小火熬至起泡；

Step5：放入炸好的豆腐和紫薯快速翻炒，出锅前撒一把熟芝麻。

减肥小贴士

紫薯含有氧化酶，是容易产气的食物，吃多了会腹胀、放屁。另外，紫薯糖含量高，过量食用会刺激胃酸大量分泌，使人感到胃灼热。所以，吃紫薯要适量，最好搭配富含蛋白质的食物一起吃，营养会更全面。

12 橙色 + 紫色 胡萝卜 + 紫甘蓝 高纤维正能量

和番茄一样，胡萝卜也是风靡减肥圈的热门食物。胡萝卜中的纤维具有提高代谢的功能，和低热量的甘蓝一同食用，轻松击退脂肪，让纤体效果加倍。

胡萝卜 + 紫甘蓝 减肥功效

降糖降脂
胡萝卜有"小人参"之称，是餐桌上的家常食材，富含胡萝卜素、维生素 A、维生素 B_1、维生素 B_2、花青素、钙质、铁质等大量营养物质。胡萝卜具有降糖降脂、改善便秘、刺激血液循环、促进新陈代谢、提高脂质分解等减肥功效。

抑制甜食欲望
胡萝卜本身就含有丰富的果糖和蔗糖，尤其经过烹饪后会你能感受到明显的甜味。所以经常吃胡萝卜的人，其实也在摄入糖分，而糖分会转化为能量支撑身体机能运转，同时也会降低你进食甜食和油腻食物的欲望。

提高新陈代谢
胡萝卜含有丰富的红萝卜素，及维生素 B_1、维生素 B_2、维生素 C、维生素 D、维生素 E、维生素 K、叶酸、钙质及食物纤维等，几乎可以比美综合维生素药丸，每天都多喝一点胡萝卜汁，提高新陈代谢自然地降低体重。

加速肠道蠕动
经常吃甘蓝蔬菜的人，都能轻而易举地满足机体对纤维素的需求。这类蔬菜中含有的大量纤维素，能够增强胃肠功能，促进肠道蠕动，以及降低胆固醇水平。紫甘蓝的低热量使得它成为减肥时很好的代餐食物，多吃也不会胖。

提高血气含量
甘蓝中的的铁元素，能够提高血液中氧气的含量，有助于机体对脂肪的燃烧，对于减肥大有裨益。而且经常吃甘蓝蔬菜还能够防治过敏症，因此皮肤过敏的人最好把甘蓝视为一道保留菜。

胡萝卜＋紫甘蓝减肥配餐

配餐 1：凉拌胡萝卜紫甘蓝

材料：胡萝卜 200 克、紫甘蓝 150 克，蒜、盐、寿司醋、香油适量。

制作方法

Step1：胡萝卜洗净，擦细丝备用；

Step2：紫甘蓝掰片洗净，切成细丝，撒少许盐，抓匀备用；

Step3：水烧开，放入胡萝卜丝焯水，捞出过凉；

Step4：蒜去皮洗净，放入蒜臼，加少许盐捣成蒜泥；

Step5：胡萝卜丝和紫甘蓝丝放入大碗中，加入蒜泥、寿司醋、香油拌匀。

配餐 2：紫甘蓝胡萝卜包饭

材料：紫甘蓝 5~6 片、胡萝卜 200 克、大米 200 克。

制作方法

Step1：胡萝卜切丁，紫甘蓝洗净，备用；

Step2：大米洗净，加胡萝卜丁、油、盐、胡椒，放电饭煲里煮熟；

Step3：烧开一锅清水，水中加适量油、盐，将紫甘蓝煮软；

Step4：取出紫甘蓝叶，稍晾凉，把煮好的饭包入甘蓝叶中。

配餐 3：胡萝卜黄瓜甘蓝汁

材料：胡萝卜 1 根、黄瓜半根、紫甘蓝 100 克。

制作方法

Step1：紫甘蓝洗净，胡萝卜、黄瓜洗净切块，备用；

Step2：先将胡萝卜和黄瓜放入榨汁机中榨汁 2 分钟；

Step3：再放入紫甘蓝叶继续榨汁 30 秒；

Step4：依个人口味加入适量蜂蜜调匀。

减肥小贴士

生吃紫甘蓝效果最佳，因为生吃可以获得更多的水溶性维生素，如维生素 C、维生素 K，而且生吃紫甘蓝还可以预防膀胱癌症。

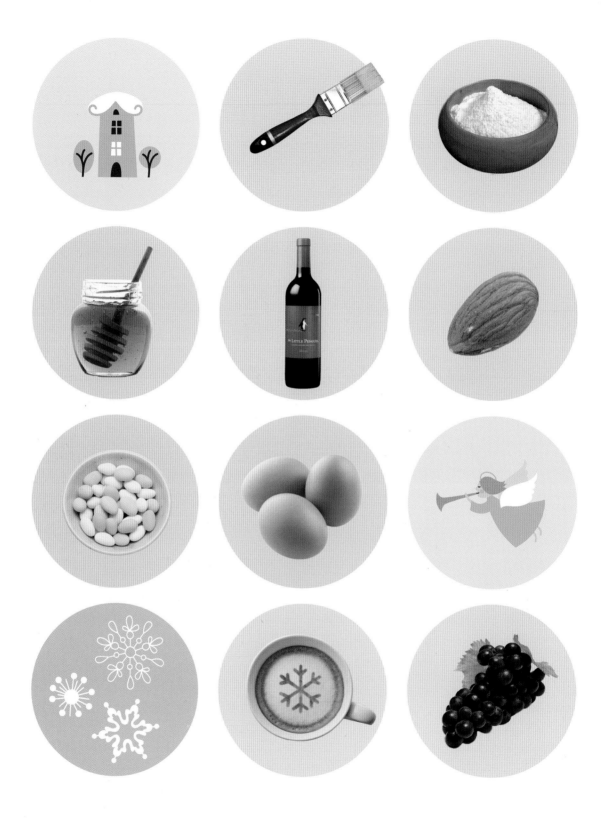

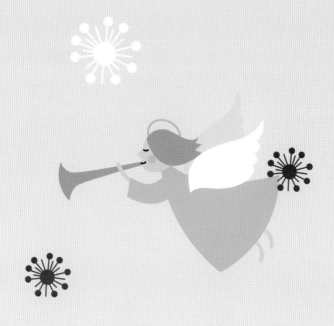

第四章 冷门色彩
出其不意的纤体食材

　　冷门颜色很奇怪？千万别小觑冷门色调的作用！棕色很深沉，但是咖啡能够芳香瘦身；青色太偏门，可是香草减肥很有效果。还有褐色和麦色食物，都是冷门色食物中的瘦身高手！

1 棕色 咖啡减肥法

你知道吗？棕色的咖啡不仅是都市人的最爱，更是减肥一族的好伴侣。别以为咖啡只有提神的功效，了解了咖啡减肥的奥秘，喝对咖啡就能轻松减肥。

盘点咖啡中的减肥"功臣"

成分	作用	特点
咖啡因	在体内可以产生热性，从而加速能量消耗；有排水利尿作用，有效缓解水肿性肥胖	咖啡因的主要来源是咖啡豆，浅度烘焙的咖啡豆咖啡因含量更高
绿原酸	具有延缓脂肪吸收的效果，帮助抑制已摄入的油脂在肠内的吸收	绿原酸还是一种抗氧化物质，具有抗氧防衰的作用
奎尼内酯	可以促进细胞对油脂的排除	一杯 180 毫升的白咖啡大约含有 100~200 毫克的奎尼内酯

闻咖啡香也能瘦

都说喝咖啡有助瘦身，不用喝咖啡，让自己浸润在浓郁的咖啡香里，也能起到瘦身的积极作用。其原理是咖啡的香味不仅能使人稳定情绪，提高感官灵敏度，更能刺激你减肥的意愿，同时能抑制你对食物的欲望，减少摄入的食物总量。

咖啡浴泡出瘦身段

咖啡因具有分解脂肪的作用，可穿透皮肤，进入深层皮下组织，直接燃烧、消耗储藏在体内的脂肪。将咖啡粉放入浴缸进行泡浴，在热力的作用下，不仅能让你放松疲劳的神经和肌肉，还能泡出苗条好身段。

减肥小贴士

选择黑咖啡效果更明显

1 杯 100 毫升的黑咖啡含有的热量仅仅是 2.55 千卡，远低于其他常见的咖啡。在减肥期间如果坚持每天饮用一杯无糖的黑咖啡，不仅能够加快体内脂肪的燃烧和分解，同时也免去了过高热量摄入的烦恼，让你的减肥计划轻松无烦恼。

喝出"瘦美人"的咖啡关键词

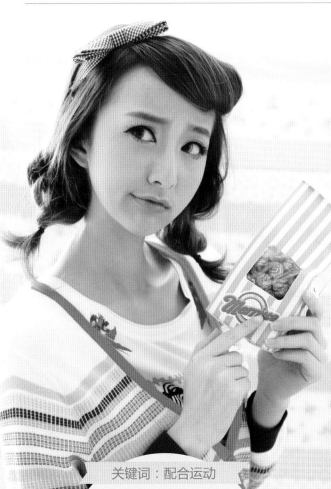

关键词：浅度烘焙

无论在咖啡馆饮用咖啡还是在家自制咖啡，要优先选择浅度烘焙的咖啡豆。因为浅度烘焙的咖啡豆保留了更多的咖啡因，减肥效果要比深度烘焙的咖啡豆更好。高温烘焙过的咖啡，虽然味道浓郁，但咖啡因的含量少，减肥效果并不明显。

关键词：热饮黑咖

黑咖啡是所有咖啡中含有热量最低的咖啡，因此想要减肥的话，选择黑咖啡再适合不过了。但是在喝黑咖啡的时候，最好不要加糖。同时，最好选择热饮，因为热咖啡比冰咖啡更能消耗人体的热量。

关键词：配合运动

对于上班族而言，上班前是喝咖啡瘦身的最佳时间。早餐后喝一杯不加糖的黑咖啡，不仅能让你精神抖擞，还能帮助消化，促进脂肪的燃烧。最好能步行去公交车站，或选择爬楼梯到达公司。咖啡配合运动，能让减肥效果会更显著。

关键词：无糖添加

有些人喜欢喝咖啡加入甜味剂，比如方糖或者果味糖浆，甚至是巧克力酱。其实想要利用咖啡减肥的话，最好不要加入任何糖分，给自己带来额外的热量负担。如果不习惯咖啡的苦味，可加少许的低脂淡奶。

2 黑色 巧克力减肥法

巧克力一直给人容易发胖和不健康的错觉，这其实是个误区。不是所有巧克力都能令你发胖，可可含量更高、糖分更少的黑巧克力就被证实有减肥纤体的功效。

盘点咖啡中的减肥"功臣"

减肥原理 1：巧克力加速新陈代谢

美国《内科学文献》（Archives of Medicine）杂志最近刊登了一项调查报告，该调查在走访了近1000名成年男女后得出结论，经常吃巧克力的人与很少吃巧克力的人相比，身体的 BMI 指数明显偏低（衡量人体胖瘦程度以及是否健康的一个标准）。研究人员发现巧克力中含有多酚，多酚进入人体内后，能令血液流动速度加快。因此，研究人员认为，正是巧克力中的多酚加快了人体新陈代谢的速度，从而控制了体重的增加。

减肥原理 2：巧克力增加饱腹感

每 100 克黑巧克力含有热量 516 千卡，5.9 克膳食纤维，丰富的维生素和微量元素。食用巧克力以后食欲会降低，让你有明显饱腹感，这样一来就能减少其他食物的摄入，从而达到减重的目的。体质虚弱、进食困难的病人，可以适当进食巧克力来补充能量，但不能作为营养补充剂。

减肥原理 3：巧克力能帮助燃脂

最近的一项研究表明，黑巧克力可以帮燃烧热量，有助保持纤瘦身材。而且黑巧克力中还含有高浓度的可可脂，可可是丰富的抗氧化剂，这种抗氧化成分有益健康。同时黑巧克力里富含黄烷醇，这种成分被证实可以加速血液流动到脑部，能疏通血管，还可以降低血压。除此以外，它还能加快新陈代谢，促进人体内循环。

正确吃巧克力的减肥秘籍

秘籍 1：首选黑巧克力

对于有减肥计划的人，选择黑巧克力是最为明智的选择，因为它可可含量较高，也更有利于减肥。尽量购买高质量的纯黑巧克力，可可含量在 75% 左右为宜，口味上的满足感和可可的质量是成正比的。每天吃巧克力最好不要超过 30 克，这大概相当于一碗米饭的热量。

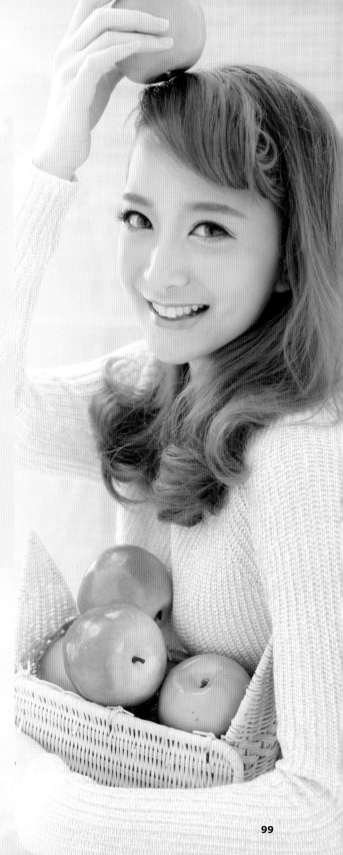

秘籍 2：选择含糖量少的

尽量选择可可脂含量高、糖分含量少的有减肥功效的巧克力，这可以让你避免摄入过多的糖。一般而言，黑巧克力比一般的牛奶巧克力、果仁巧克力含糖量少。酒心巧克力虽然热量不高，100 克只有 400 千卡左右的热量，但是糖含量可以高达 72.2%，脂肪含量也有 12%，也不是选择的好对象。

秘籍 3：严格控制分量

再美味的巧克力也要严格控制摄入的分量，同时吃下多少，应该通过运动减去相应的热量。简单的参考是，100 克巧克力热量可以达到 600 千卡左右，而 2 片甜饼干则有 185 千卡的热量，250 毫升鲜奶有 163 千卡的热量。你吃下多少巧克力，当天的饮食中就该减少相应热量的摄入。例如当天吃了 100 克的巧克力，就要少吃 3~4 块甜饼干。

秘籍 4：运动前吃效果好

运动前适当吃些巧克力对瘦身大有益处！如果在运动前吃一些巧克力，可以帮助增加肌肉内的糖原储备，从而有利于提高运动能力、节约糖原消耗、延缓疲劳，同时也有利于长时间运动后糖原的恢复。同时，因为随后要进行运动，也不必担心因此会发胖。

3 红色 葡萄酒减肥法

除了美颜外，葡萄酒还是对付肥胖的好伴侣，最适合和身处减肥期的你携手并进。单宁、酚类物质、类黄酮素，这些都是蕴藏在红酒中的减肥"功臣"。

喝出"瘦美人"的红酒减肥关键词

减肥原理 1：丹宁素加速身体代谢

红酒中所含的丹宁能抑制细菌繁殖，有效帮助消化，加速身体的代谢，使体形不会随岁月流逝而逐渐臃肿走样。红酒中的维生素 C、维生素 E 及胡萝卜素，亦具有抗氧化功能，可预防老化。每天睡前饮一杯红酒，可以让你轻松减去赘肉。

减肥原理 2：酚类物质维持轻盈身段

红酒含有由葡萄皮和籽释放出来的多种酚类物质，如红色素、类黄酮素等，这些酚类物质可以提升体内"好胆固醇"的比例，帮助预防血液毒素的产生，使身体始终维持良好的轻盈循环，赘肉当然难上身。

减肥原理 3：暖身酒精减少水肿可能

红酒含有丰富铁质，加上酒精本身具有活血暖身的作用，因此可以改善贫血，暖和腰肾，有效减少身体内水分的堆积。拥有水肿体质的女性饮用适量红酒并配合运动，美肤同时，还能减少水肿出现，让你从此对水肿肉 Say Good-bye。

减肥原理 4：酒精帮助燃烧多余脂肪

要发挥红酒的瘦身效果，最好在睡前饮用。因为含有少量酒精的红酒可以辅助睡眠，更能缓慢升高身体的温度，让本来新陈代谢缓慢的夜晚也能参与脂肪的燃烧代谢，而红酒中的葡萄多酚还能舒缓身体压力，有效抑制入睡前的压力性暴饮暴食。

减肥小贴士

保存红酒要留意温度变化

保存红酒最忌讳的是温度的强烈变化。如果购买的时候红酒是处于常温之下，那么拿回家时需要在常温条件下保存。如果你想喝冰凉口感的红酒，在饮用时加入冰块即可。如果一定要放入冰箱，也只适合存放于温度变化较小的蔬果室内。

红酒搭配对食物 减肥效果加倍

红酒 + 红肉

在吃红肉时，搭配红葡萄酒不但可以增加口感，也可以达到健康以及瘦身的效果。需要注意的是，红酒一定要买不加糖的才能起到减肥之效。目前市面上有一些红酒喝起来香甜顺口，但是并不适合减肥的人饮用。要挑选酒精浓度至少 12% 带点苦涩味的酒。需要说明的是，红葡萄酒虽然好处多，味道好，但也不可多喝，一般每天饮用 100 毫升左右即可。

红酒 + 奶酪

葡萄酒加奶酪减肥法如能配上平时饮食的控制，瘦身效果会更好，奶酪和葡萄酒都具有产热作用，还可让血糖上升，1~2 片奶酪加葡萄酒，热量很低，才 540 焦耳，又加上饮食的控制，就更容易减重。

红酒 + 鱼油

鱼油红葡萄酒减肥法 鱼油红酒减肥法在减肥者群中也相当的流行，这种减肥方法建议在睡前喝一杯 50~100 毫升的红葡萄酒，再搭配 1~2 颗深海鱼油。当红葡萄酒遇到鱼油，会在体内产生不可思议的代谢效果。 尤其睡前喝会加速减肥效果，因为人体的新陈代谢，在睡眠状态中是最不活跃的，如果你在睡前吃一些红酒加鱼油，就可以让你的新陈代谢在睡眠中仍然像白天一样活跃，继续燃烧体内的脂肪。

4 白色 蛋白质减肥法

蛋白质为身体机能提供了能量来源，是生长发育过程中不可或缺的营养元素。可别以为摄入蛋白质只会让你增肉发胖。只要搭配得当，采用高蛋白质饮食法，照样能吃出纤细好身段！

为什么蛋白质能够减肥呢

高蛋白饮食（40% 的糖，30% 的蛋白质，30% 的脂肪）的减肥效果比只吃面包、蔬菜、水果的节食方式更好。这是因为蛋白质水解后的物质有利于调整人体组织液的浓度平衡，有利于水分的代谢，同时蛋白质在水解成氨基酸的同时会结合一部分水分，从而有利于消除水肿。另外，蛋白质分子量较大，在体内的代谢时间较长，可长时间保持饱腹感，有利于控制饮食量。同时蛋白质可抑制促进脂肪形成的激素分泌，减少赘肉的产生。

蛋白质减肥法饮食建议

选择优质食物
所谓优质蛋白，应至少具备两个条件：一是所含氨基酸品种齐全，特别是人体所必需的 8 种氨基酸；二是所含氨基酸比例平衡，接近人体生理需要，人体的吸收与利用率高。

合理搭配
为了使蛋白质食物能够充分地被人体消化、吸收与利用，须在搭配方面下工夫。通常的蛋白质加淀粉的搭配方式并不完全科学，因为蛋白质与淀粉两种养分的消化环境酸碱度要求不一样。前者需要酸性环境，后者则最宜于在碱性环境中消化，人的胃中盐酸浓度较高，利于蛋白质消化，却可破坏唾液淀粉酶而导致淀粉类食物（如土豆等）消化不良，容易产生胀气等不适感。

三餐质量要稳定
不管食物的品类如何，养分的吸收率尚取决于人体的消化功能。为了确保消化功能稳定而高效地吸收蛋白质，三餐食物质量要相对稳定，不可时而多、时而少，甚至缺乏蛋白质。

其实道理很简单，人体的消化功能不适宜于食谱的急剧变化，当从一种食物转向另一种，特别是由含蛋白质较少而变成较多时，极易诱发消化功能紊乱。因此要稳定高效地吸收蛋白质，三餐的蛋白质含量就必须要有相对的稳定性。

五天蛋白质减肥食谱

周一食谱
早餐：白煮蛋白 2 个、低脂牛奶 1 杯、任意水果 1 个。
午餐：白煮蛋白 2 个、炒菜心 1 碟、火腿肉 1 片、米饭 50 克。
晚餐：白煮蛋白 2 个、生菜沙拉 1 碗、全麦面包 1 片、黄瓜 1 根。

周二食谱
早餐：白煮蛋 1 个、全麦面包 2 片、豆浆 1 杯。
午餐：蛋白茄汁 1 份、通心粉半碗、白灼菜心 1 碗。
晚餐：蒸蛋白配炒青菜 1 碗、白饭 1/2 碗、香蕉 1 根。

周三食谱
早餐：白煮蛋 2 个、酸奶 1 杯。
午餐：蛋白生菜沙拉 1 碟、米饭 100 克。
晚餐：鸡肉炒蛋白半碗、白灼生菜 1 碟。

周四食谱
早餐：白煮蛋配全麦包三文治 1 份。
午餐：鸡胸肉炒豌豆 1 碟、蒸蛋白 1/2 碗。
晚餐：白煮蛋白 2 个、白灼菜心 1 碟。

周五食谱
早餐：蛋白生菜沙拉 1 碗、白馒头 1 个。
午餐：蛋白生菜沙拉 1 碗、苏打饼 4 块、柠檬水（无糖）1 杯。
晚餐：炒蛋白（少盐）1 碟、蔬菜三文治 1 个。

减肥小贴士

中途放弃体重易反弹
　　坚持蛋白质减肥食谱的人短时间内就会看到自己瘦下来了，这是因为由于足量蛋白质的摄入，你不但不怎么觉得饿，还相对减少了偷吃零食的行为。不够这种减肥方法最重要的是要持之以恒，不要坚持了几天就开始轻易放弃，这样的话很快就会反弹体重，令减肥计划功亏一篑。

5 **绿色** 纤维减肥法

在蔬菜和水果中富含的纤维素，虽然不起眼，却蕴藏着丰富的营养。更重要的是，它还能控制胆固醇，加速有益菌生长，让你轻松吃出轻盈好身段。

纤维：最尽职的"肠道清洁夫"

一般营养学家所称的纤维，就是指来自植物性食物的膳食纤维。纤维是最常见，也是最好的预防肥胖的营养物质。膳食纤维可以控制热量的摄取，多食用纤维的人群会拥有平坦的小腹和苗条的身材。纤维食物还有助于调节免疫系统功能，是维持人体健康必不可少的一类营养素，有"肠道清洁夫"之称。

细数纤维减肥奥秘

要点 1 : 纤维可以明显增加饱腹感

纤维类食品可以给人体提供饱足感，但不会提供热量。不过，纤维含有足够的营养成分，同时脂肪含量较低，再加上食用它们需要咀嚼，因此不会导致摄取过多热量，有助于控制饮食。

要点 2 : 加速肠道蠕动避免"小肚子"

在日常饮食中摄入足量纤维能促进肠胃的蠕动，加强消化功能；同时还能增加粪便的体积，吸取水分使排便顺畅，减少便秘的痛苦；让食物在体内停留的时间变短，减少身体吸收养分的时间。

要点 3 : 有助于控制血液中的胆固醇

纤维能和小肠中的胆汁结合，然后随着粪便排出体外，这样一来，血液中的胆固醇就会自然减少，同时也降低了高血压、胰岛素和甘油三酯含量，让你的身体更加轻盈无负担。

要点 4 : 促进有益菌生长加速身体代谢

摄取足量纤维，能够帮助体内有益菌"养"得更多更壮，因为纤维能刺激肠蠕动，生成有机酸，提供大量能量来源，能够增进体内细胞的新陈代谢，促进有益菌的生长。

纤维这样补才有效

每天补充 20 克就足够了

摄取纤维时要注意，营养学上对于纤维的推荐摄入量是每人每天 20~35 克，多吃反而会降低其他营养素的利用率。另外，由于纤维能够增加粪便的体积，减少肠中食物残渣在人体内停留的时间，让排便的频率加快。因此，胃肠功能很差，或者经常腹泻的人要少吃些。

早晨是最佳食用时机

不少家庭习惯一天吃一次水果，什么时机食用最好？——早晨！因为早餐较为简便，更需要水果来提供维生素。另外，经过一夜熟睡，胃肠道已经清空，水果中的纤维更能起到"清道夫"的作用，清除肠壁上的有害物质。所以，在早餐时分，给自己榨一杯新鲜果蔬汁，连带果渣一起吃掉，不仅能摄入丰富的维生素，还能补充宝贵的纤维。维护身体健康，从早晨一杯果汁开始。

直接食用保留更多纤维

曾有营养师做过这样一个试验：一个重 131 克的橙子热量为 62 千卡，糖分为 12.3 克；一杯 240 毫升的橙汁，约用上 3 个橙子榨成，热量为 112 千卡，糖分是 20.8 克。热量和糖分两者相差近一倍，而一杯果汁的膳食纤维量仅是一个橙子的 1/6。膳食纤维主要集中在果肉中，榨成果汁后，如果扔掉果肉只喝果汁，自然会损失大量膳食纤维。所以，想要摄取更多纤维，直接食用水果最好。

补充纤维时要多饮水

成人每天需要摄入 1500~2500 毫升的水分，多饮水可以使肠道保持足够的水分。这样一来，摄入的纤维就能在肠道中吸收水分膨胀，软化粪便，吸附肠道毒素，刺激肠道蠕动，顺利完成"清道夫"的使命。肠道干净了，恼人的"三文鱼腩"也会消失不见。

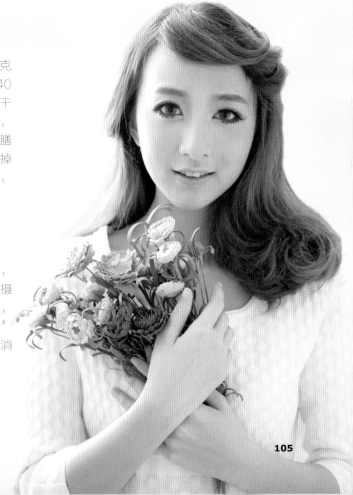

6 橙色 蜂蜜减肥法

蜂蜜减肥法流行已久，也依旧是时下较为流行的减肥方法，而且效果显著。橙色的蜂蜜不仅可以让人心情愉悦，黏黏稠稠的味道更是甜美，减肥也可以吃得美美的。

蜂蜜减肥要点

要点1：
蜂蜜包含可以燃烧人体能量的优质糖分、维生素以及矿物质等。在一日三餐中，只要加入一些蜂蜜，就可以避免脂肪在人体中积聚下来。

要点2：
蜂蜜含有优秀的杀菌效果和解毒效果，它能够让体内停留下的废物排出体外，使全身的新陈代谢功能得到改善，使得那些由于不能很好地消耗而在体内积聚下来的多余脂肪作为能量而得到燃烧。

要点3：
蜂蜜的糖分如能从胃运送到血液中，就能变成能量，很快地消除疲劳。由于血糖值的上升，饥饿感也就消失了，蜂蜜中的葡萄糖和果糖成分易消化，不会对肠胃造成负担。

要点4：
蜂蜜蕴含的脂肪酸能促进肠状的活性蠕动，丰富的维生素及矿物质则具调整肠胃的功能，能排走体内毒素，改善便秘情况。另外，蜂蜜含有的热量较低，只有同等分量白砂糖的3/4。

减肥小贴士

蜂蜜不能用沸水冲饮
蜂蜜不能用沸水冲饮。这是因为蜂蜜含有丰富的酶、维生素和矿物质，如果用沸水冲饮泡，不仅不能保持其天然的色、香、味，还会不同程度地破坏蜂蜜中营养成分。所以，最好用不超过35℃的温水冲饮蜂蜜。

蜂蜜三天减肥法

对肥胖人士来说，三天减肥法是最理想的，定期每月实行一次即可。想调理肠胃，净肠排毒的，建议每周进行一天减肥法。因为一天一餐的半断食法只针对改善体质，要持续 3 个月至半年才能收到减肥成效。用蜂蜜作为三日减肥餐的主力，你会收到意想不到的惊喜。

早餐：蜜糖水 1 杯。
午餐：蜂蜜绿茶 2 杯、1 汤匙蜂蜜。
下午茶：2 汤匙蜂蜜。
晚餐：蜂蜜玫瑰花茶 2 杯。

到了下午的时候会感到肠胃很活跃，晚上即有排便现象；两餐中间有饥饿感时，再吃一汤匙蜂蜜就可以缓解轻微头晕和手软脚软的情况。

试后感

第二天，饥饿感减轻了很多，肠胃开始适应；而且排便次数增多，腹部没有了鼓胀的感觉。

试后感

早餐：蜂蜜绿茶 1 杯。
午餐：蜂蜜薄荷茶 1 杯、1 汤匙蜂蜜。
下午茶：蜜糖水 1 杯。
晚餐：蜂蜜红茶 1 杯、1 汤匙蜂蜜。

早餐：蜜糖水 1 杯。
午餐：蜂蜜绿茶 2 杯、1 汤匙蜂蜜。
下午茶：2 汤匙蜂蜜。
晚餐：蜂蜜玫瑰花茶 2 杯。

胃口收小了，每餐饮 1 杯蜂蜜水或蜂蜜花茶也不会有饥饿感，三天坚持下来体重明显减轻。

试后感

7 青色 香草减肥法

香草冰淇淋、香草巧克力、香草蛋糕，这些平常食物中用的"香草"，其实就是香子兰的种子。墨西哥人最早使用香草作利尿剂和血液净化剂，可以达到意想不到的瘦身效果。

揭开香草瘦身的奥秘

香草可以改善体内循环

香草是一种名贵的香料，常见于西餐和甜点制作。香草荚中含有 250 种以上纯天然芳香成分及 17 种人体必需的氨基酸，具有极强的补肾开胃、除胀健脾等功效，有"食品香料之王"的美称。最重要的是香草通过改善体内血液循环，加速脂肪分解，有助养成不易胖的体质。

百里香含有超低热量

风靡欧美的"百里香瘦身法"受到当地不少潮人的追捧，这种减肥法很简单：将新鲜百里香的叶和茎直接饮用即可。被认为是可靠安全，而且经济方便的绿色减肥法。百里香的热量很低，每 100 克的百里香仅含有 26 千卡的热量，不会给你带来增胖的负担。

混合香草茶排水除水肿

用马鞭草、香茅和迷迭香混合制成的茶饮，是一款有的排毒瘦身茶。这种混合香草茶能够有效地分解下半身的脂肪，起到瘦身的效果。同时，还有利尿的功效，能帮助你排除体内瘀积的毒素，让水肿不再来。

香草的种类及功效

香草	功能	搭配食物
罗勒	罗勒有健胃、帮助消化的功效，有效帮助消除疲劳、放松心情	适合与番茄、芝士、鱼肉搭配。经常被用来做沙拉、意大利面、批萨
迷迭香	迷迭香有放松神经、促进记忆、提升醒脑、促进消化、防止口臭等作用，腹胀、肥胖的治疗效果也很明显	可以搭配烤薯仔、三文鱼、鸡肉、羊扒等等。它的叶片还可以做花草茶
百里香	百里香可改善消化系统，预防妇科疾病，促进血液循环，增强免疫力	百里香可用于各种烹调方法，特别适合与鱼、贝类搭配

热门香草料理

焦糖香草奶茶

材料：香草 1/4 根、牛奶 250 毫升、红茶 5 克、白砂糖 8 克。

做法：

Step1：将白砂糖倒入不粘锅内；

Step2：小火加热，待白砂糖溶化后，慢慢呈现焦糖色；

Step3：加入牛奶，继续小火加热；

Step4：香草从中间刨开，用牙签取出香草籽；

Step5：把香草籽和香草还有红茶一起放入锅中小火煮开；

Step6：用漏勺过滤掉茶叶和气泡即可。

小贴士

熬焦糖建议选择不粘锅，这样不容易把糖粘在锅底，熬煮时要耐心搅动，以防砂糖过焦。

小贴士

如果一个月后香草糖的香气没有达到预期效果，可以延长密封时间，继续耐心等待，时间越长香草的香味越浓。

家庭制作香草糖

材料：香草 1 根、白砂糖 250 克。

做法：

Step1：准备 1 个有盖的干净玻璃瓶或塑料瓶，倒入半瓶白砂糖；

Step2：将一支香草从中间横切断，然后插入白砂糖中；

Step3：向瓶中倒满白砂糖，淹没香草，盖好盖子密封；

Step4：等待 2 周至 1 个月，待香草的香味就会扩散到白糖中，家庭香草糖就做好了。

自制香草冰激凌

材料：牛奶 500 克、香草 2 根、蛋黄 6 个、白糖 800 克、淡奶油 260 克。

做法：

Step1：蛋黄分三次加糖，搅打至砂糖溶化，蛋液浓稠发白；

Step2：把香草剖开，将里面的香草籽用小刀刮入牛奶中；

Step3：牛奶倒入锅中加热，煮沸时关火，后将牛奶慢慢倒入蛋黄液搅拌均匀；

Step4：将混合好的蛋奶浆放置冰箱冷却降温；

Step5：将打至湿发的淡奶油分次拌入蛋奶浆中，用手动打蛋器搅匀；

Step6：把混合奶油蛋奶浆倒入模具中冷冻，每隔 1 小时取出翻拌，重复 3~4 次即可。

小贴士

冷冻后的冰激凌不断拿出搅拌是为了拌入空气，增加蓬松感，这样吃起来口感就更细腻。

8 黄色 醋减肥法

在一些欧美国家，醋被当做一种健康减肥食品而畅销，饮醋减肥法更是广受追捧。醋含有的酸性分子和氨基酸等成分，不仅有益健康，还有助于瘦身纤体。

食醋减肥关键词

关键词 1：促进脂肪分解

由水果酿制而成的果醋含有独特的活性果酸分子，这些分子进入人体后可直接作用于人体肠壁，并与食物中的脂肪紧紧结合，可使脂肪的分解速度加快 8.8 倍。据研究显示，一杯纤体果醋可分解相当于 20 克黄油的脂肪。

关键词 2：加速糖类代谢

食醋有出众的减肥功效，这是因为醋中含有丰富的氨基酸，不但可以加速糖类和蛋白质的新陈代谢，而且还可以促进体内脂肪分解，使人体内过多的脂肪燃烧，防止堆积。长期饮用食醋具有减肥功效。

关键词 3：软化分解脂肪

每天定量饮用醋水，可以诱发体内的脂肪进一步软化分解，促使体内的脂肪迅速分解排出，让你明显感到身体轻松，赘肉减少。除此之外，食醋还会提高你的睡眠质量，增进身体的代谢力，皮肤也会变得更加光滑。

关键词 4：阻止脂肪吸收

由于发酵的苹果中含有果胶，而这种果胶可以帮助降低脂肪含量。苹果醋减肥内含的"果酸素"具有 3000~8000 万个果酸分子，可以直接作用于人体肠壁，并与食物中的脂肪集团紧紧结合，彻底阻止脂肪、多糖等大分子物质的吸收，因而能快速减肥。

减肥小贴士

减肥醋首选天然酿造醋

值得注意的是在挑选减肥醋时要选择经大米、高粱、黄豆等加工而成的，尽量避免含有化学品的食醋。饮用时，蜂蜜和白醋的比例可以根据个人口味进行调整，如果偏重美容功效，可以多加点蜂蜜。

食醋减肥五个要点

要点1：空腹的时候别喝醋

不论你的胃肠多强健，都不适合在空腹时喝醋，免得刺激分泌过多胃酸，伤害胃壁。在餐与餐之间，或饭后一小时再喝醋，比较不刺激胃肠，顺道帮助消化。

要点2：每天喝醋不能过量

少量吃醋无碍，但是任何人像打翻了醋坛子般地大量喝醋，对胃肠都刺激太大。再者，市售的水果醋或其他醋饮料里往往加入大量的糖，如果以喝醋取代开水、茶等饮料，额外增加不少热量，长期喝下去，肥胖机会大增，对控制体重更不利。

要点3：胃肠功能差不宜喝醋

胃壁过薄、胃酸分泌过多、胃溃疡、十二指肠溃疡患者，吃醋宜限量，更不要尝试喝醋。因为醋不仅会腐蚀胃肠黏膜而加重溃疡病的发展，而且醋本身有丰富的有机酸，能使消化器官分泌大量消化液，从而加大胃酸的消化作用，会使胃酸增多、溃疡加重。

要点4：留意醋中的钠含量

现在的醋有很多品种，像乌醋、寿司醋里的钠含量也很高，100克的乌醋有1500~2000毫克的钠，5茶匙乌醋就相当于1茶匙（5克）的盐，必须限钠的高血压病人要限量使用；乌醋里也含比较多钾，不适合肾脏病人。

要点5：服用药物时别吃醋

因为醋酸能改变人体内局部环境的酸碱度，从而使某些药物不能发挥作用。正在服磺胺类药物、碳酸氢钠、氧化镁等碱性药时，不宜吃醋，因为醋酸可中和碱性药，而使其失效。使用庆大霉素、红霉素等抗生素药物时，也不宜吃醋，因这些抗生素在酸性环境中作用会降低，影响药效。

减肥小贴士

另类食醋减肥食谱——醋黑豆

醋黑豆减肥法有美容的功效。黑豆含有丰富的食物纤维，有助改善便秘，其中的维生素 B_1 及 E 可恢复体力和改善皮肤状况，另外黑豆亦有减肥的作用。

9 褐色 坚果减肥法

很多人都觉得坚果是高热量食物，但其实按照科学的方法食用，不但不会长胖，还可以缓解便秘，健康减肥。那些关于坚果的谣言，是时候一举击破了。

1、"吃坚果一定会发胖！"

辟谣：坚果含丰富膳食纤维，产生饱腹感

坚果中脂肪含量高，经常吃坚果会不会增加体重？一些科学研究提供了否定的答案。这是因为坚果中含有丰富的膳食纤维，容易产生饱腹感，不需要吃很多就感觉饱了，膳食纤维还可降低脂肪的吸收。

2、"坚果热量高，减肥就要拒绝坚果！"

辟谣：坚果中含有不饱和脂肪酸，能达到减肥效果

坚果中所含的脂肪酸为不饱和脂肪酸，是身体抵御疾病所必需的营养成分。摄取一些不饱和脂肪酸能达到减肥效果。如果在饮食中多摄取一些不饱和脂肪酸，减少饱和脂肪酸，就能达到减肥效果。

3、"吃坚果易发胖，容易患心脏病！"

辟谣：多食用坚果患心脏病的危险较低

一项研究表明，每天吃少量大杏仁可以减低心血管疾病发生的危险，每周食用大杏仁或其他坚果 5 次以上的受试者，比很少食用坚果的人患心脏病和其他慢性疾病的危险低一半。这是因为大杏仁中含有丰富的膳食纤维和不饱和脂肪酸，膳食纤维可以降低脂肪的吸收，达到减肥的功效。

减肥小贴士

少吃含盐的坚果

在选择坚果时，建议选择原味的，不选择加盐的，以减少盐的摄入。因为吃盐太多，体内聚集很多钠离子，就会锁住水分，造成水钠滞留性肥胖，而且长期会加重心脏，肾脏负担，引起高血压和心脑血管疾病，对身体非常有害。

坚果热量大揭秘

名称	热量	可食用部分
腰果	550 千卡 /100 克	在常见的坚果中，腰果的热量居然是比较低的，这一定很出乎你的意料。腰果中富含矿物质和脂溶性维生素，有非常好的软化血管、去除血液凝结的作用，对预防心血管疾病有促进作用。同时腰果中油脂丰富，能起到润肠通便的作用，大量的铁元素还能促进全身血液循环，是营养非常丰富的坚果之一。
杏仁	560 千卡 /100 克	杏仁的减肥原理很简单，因为杏仁中含有丰富的亚油酸、黄酮等多酚类物质，这些物质不仅不会发胖，还能降低血液中和组织中的固醇类和脂肪类物质的比例，促进全身血液循环和排毒，是预防肥胖和心血管疾病的佳品。同时杏仁也富含油脂，能通便排毒，改善便秘。杏仁每天食用分量以不超过 15 克为宜，食用时间在早上 11 点或下午 15 点为最佳。
花生	560 千卡 /100 克	这里强调的是生花生的热量，并非炒制和油炸过的花生，这种过度加工的花生，不仅热量高易发胖而且容易引发内热，不建议吃。花生中的减肥因子是不饱和脂肪酸，这种物质能促进体内脂肪代谢，同时丰富的维生素 E 和维生素 K 能促进细胞新陈代谢，花生中的纤维质含量也是非常高的，因此饱腹感非常强烈。
南瓜子	570 千卡 /100 克	南瓜子是世界公认的天然杀虫食物，对人体内的血吸虫、绦虫、钩虫等幼虫有很强的杀灭作用，对保持人体健康和体内循环代谢非常重要。同时南瓜子具有南瓜的天然降血压降血脂成分，对于三高的肥胖人群和油心血管疾病的人群来说，是非常适合食用的品种。

减肥小贴士

未加工的坚果更健康

建议吃天然不经过加工的花生和南瓜子更为健康，这样营养物质不会流失，也不容易发胖。每天食用量不超过 20 克，在饭前 1 小时食用能有效降低食欲，减少主食热量。

10 麦色 谷物减肥法

处在减肥期的你提起主食就惶恐不已？其实，作为主食的谷物，只要食用得当，搭配合理，也有令你意想不到的减肥效果。

谷类可以调节脂肪代谢

谷类包括大米、小麦、玉米、小米等，主要是禾本科植物。谷物最主要的含量是碳水化合物，碳水化合物的含量是占到了 75%~80%，而且主要成分是淀粉，可以给身体提供最直接的能量调节，还可以有调节脂肪代谢的功效。一旦有淀粉、碳水化合物的摄入，由它来提供能量，能加速脂肪代谢。

谷类是典型的低脂食品

谷物中含有丰富的纤维素，其中的水溶性纤维能大量吸收人体内的固醇并排出体外，达到润肠通便的效果。食用谷物还能延缓胃的排空，增加饱腹感，控制食欲。另外谷物含有的脂肪相当少，一般而言谷物中的油脂含量在 0.4%~7.2% 左右，玉米的脂肪含量会稍高一些，但基本上谷物是一个典型的低脂食品种类。

丰富纤维加速肠胃蠕动

谷物对于我们代谢的调节，帮助我们在脂肪代谢中起到一定的作用。谷物中含有很重要的一种营养，就是膳食纤维，膳食纤维可以促进肠胃蠕动，这样的食物有利于消化吸收，促进新陈代谢，从而达到瘦身的效果。

早餐摄入谷物更易瘦

美国的国立卫生院曾对加州和俄亥俄州、瓦里兰州 9~19 岁的青少年进行了一个调查，调查结果显示，坚持在早餐中摄入谷物的女生，她的 BMI 就会比不吃谷物的女孩子低 1.65 以上。从这个数据来看，其实摄入谷物并不会妨碍减肥，实际上它对于减肥的帮助很大。

一吃就瘦的谷物减肥食谱

燕麦仁糯米粥

燕麦含有丰富的维生素，能促进消化吸收，含有的水溶性纤维能大量吸收人体内的固醇并排出体外，达到润肠通便的效果。食用燕麦还能延缓胃的排空，增加饱腹感，控制食欲。

材料：燕麦仁 60 克、红糯米 200 克、葡萄干 30 粒。

做法：

Step1：燕麦仁与红糯米分别浸泡 1 晚。

Step2：葡萄干用温水洗干净。

Step3：燕麦仁与红糯米放入锅内，加水煮开后转小火。

Step4：半小时后加入葡萄干同煮，继续煮半小时至糯米开花黏稠。

Step5：调入蜂蜜，稍微晾凉后即可食用。

黄瓜糙米饭

糙米能有效地调节体内新陈代谢，降低血糖含量。糙米所含的维生素 E 还能促进血液循环，多吃能促进排便，有效改善便秘。

材料：糙米 200 克、黄瓜 80 克、盐少许、鸡汤适量。

做法：

Step1：糙米洗净，提前浸泡 2 小时。

Step2：把糙米放入电饭锅，加适量清水煮成糙米饭。

Step3：将蒸好的糙米饭用筷子搅松。

Step4：黄瓜洗净，切成小丁。

Step5：平底锅中加入少许油，倒入糙米饭翻炒，再加入少许盐和鸡汤，黄瓜丁一起炒匀即可食用。

绿豆薏米芡实粥

薏米有利水消肿的功效，能有效改善水肿，而且还有扩张血管和降低血糖的作用。薏米所含的蛋白质易消化吸收，减肥的女生可以多吃。

材料：绿豆 80 克、薏米 150 克、干芡实 50 克。

做法：

Step1：绿豆、薏米、干芡实洗净，浸泡 1~2 个小时。

Step2：将绿豆和薏米一起下锅慢煮，快熟时放入芡实。

Step3：煮开加入白砂糖调味即可。

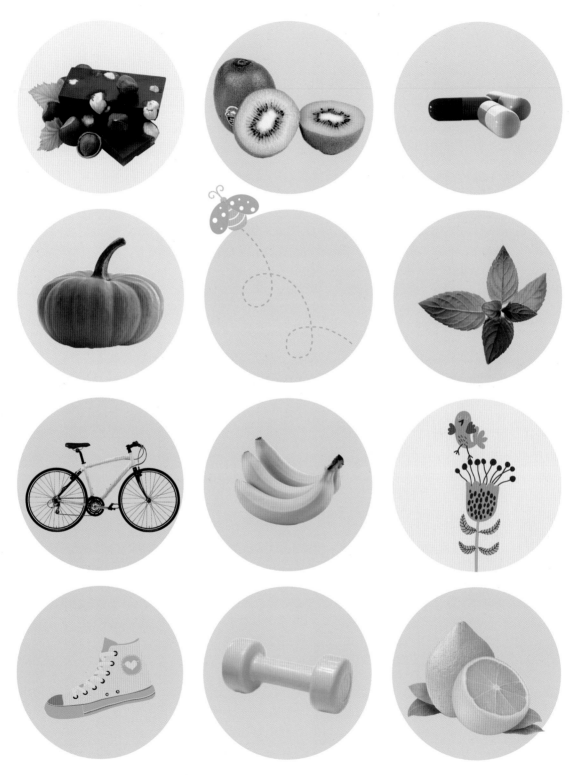

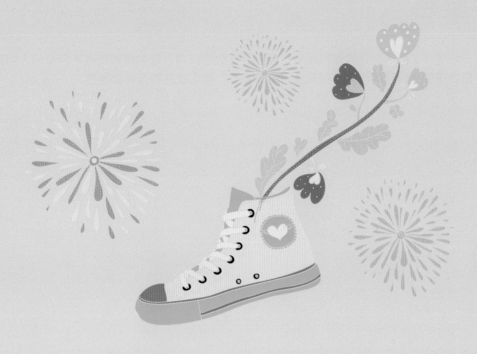

第五章 视觉色彩

色彩主宰食欲

　　食欲和心情有关，和色彩同样密不可分！蓝色能够平和心情，同时避免过量进食。黑色能够最直接地降低食欲，控制味蕾的欲望。运用视觉色彩控制食欲，让瘦身更轻松。

1 **蓝色** 平和心情——选择蓝色餐具避免过量饮食

蓝色在心理学上被认为是忧郁的颜色，而科学实验也证明，蓝色食物是最不能引起人们食欲的食物。因此想要让自己平静地面对美食，减少食量，那么就选择蓝色食物吧。

蓝色食物的代表

蓝色食物的代表是海藻类的海洋食品。螺旋藻是蓝色食品的代表。它含有 18 种氨基酸（包括 8 种人体所必需的氨基酸）、11 种微量元素及 9 种维生素，可以健体强身，帮助消化，增强免疫力，美容保健，抗辐射。海藻多糖还有抗肿瘤、抗艾滋病的功能。

蓝莓也是蓝色食品的佼佼者。在 20 世纪 90 年代，蓝莓的保健作用已被证实并广泛接受。果实的蓝色来自于高含量的花青素类物质。花青素是一类可溶性的色素，颜色从蓝色一直到红色。药理研究发现，花色贰成分有促进视红素再合成、改善循环、抗溃疡、抗炎症等多种药理活性，可以明显改善用眼疲劳。

许多与老年有关的疾病，如心脏病、癌症、关节炎、皱纹、眼睛疾病、帕金森病和阿尔茨海默病等，均与由自由基引起的氧化作用有关。美国的一项研究证明，由于蓝莓果实中所含的花青素类和其他具有保健作用的化合物，如细菌抑制因子、叶酸、维生素 A 和维生素 C、胡萝卜素、鞣花酸和纤维素等，在 41 种水果蔬菜中的抗氧化能力最强。蓝莓中的抗氧化能力和有特殊作用的化合物能够防御自由基的氧化作用。

蓝色食物可以带给我们什么

花青素是一种强有力的抗氧化剂，它能够保护人体免受一种叫做自由基的有害物质的损伤。花青素还能够增强血管弹性，改善循环系统和增进皮肤的光滑度，抑制炎症和过敏，改善关节的柔韧性。

了解更多的蓝

美国的一项研究证明，由于蓝莓果实中所含的花青素类和其他具有保健作用的化合物,如细菌抑制因子、叶酸、维生素 A 和维生素 C、胡萝卜素、鞣花酸和纤维素等，在 41 种水果蔬菜中的抗氧化能力最强。

除了花青素，蓝色食物还有哪些好处？蓝色食物大都含有蛋白质、维生素、矿物质。其蛋白质为优质蛋白质，容易被人体吸收；丰富的维生素 A 和维生素 D 可保持消化器官与呼吸器官的健康状态，维持视觉正常，维护牙齿和骨骼的正常发育。

广阔的蓝

果实的蓝色来自高含量的花青素类物质。花青素是一类可溶性的色素，颜色从蓝色一直到红色。药理研究发现，花色甙成分有促进视红素再合成、改善循环、抗溃疡、抗炎症等多种药理活性，可以明显改善用眼疲劳。

辅助蓝色食物的零食

我们除了吃正餐，还会吃零食，而我们可以将正餐分开，分成几份"零食"来吃，这样就可以让血糖的变化更加平稳。另外我们说的零食，可能很多人会认为垃圾、不健康，但是实际上，我们却是误解零食了。零食不等于垃圾食品，有一些零食对我们的健康也是有益的。比如它可以作为糖尿病病人的加餐食品。

那么如何区分零食的"好"与"坏"：

第一级——优选级，苹果、香蕉、猕猴桃、坚果类、酸奶食品。

第二级——条件级，这些食物是鱼片、水果干、海苔、威化饼干、巧克力、全麦饼干。吃这些零食的时候，是要考虑"条件"的。如果你已经体重超标，那么一定要适量选择条件级零食，这些零食可以补充一些营养，但是一定要注意控制量的问题。

第三级——限制级，这些是果脯、糖果、膨化食品、曲奇、腌制食品。这些食品偶尔尝试可以，多吃无益。

零食该不该吃，关键看以下几点：吃什么，吃多少，什么时间吃。把握住这三条，就可以让你享受饮食乐趣的同时，又不胖又快乐。快乐基于健康零食。

优选级零食：水果、坚果

苹果、香蕉、猕猴桃等水果里的许多成分对维持体内的代谢、预防、心血管系统、抗氧化防衰老有作用。

苹果是包括维生素 C 、钾在内的所有的营养素综合实力最强的。苹果除了含有维生素 C，还有许多保护维生素 C 协同起作用的成分，所以和单吃维生素 C 片是不一样的。

另外肌肉运动、血压调节也都需要身体里一定的钾来维护，所以高血压的老人需要吃一些钾。但是香蕉的糖分太高，尤其是很熟很烂的香蕉，容易反胃酸。但是苹果糖分适中，补钾的时候不会带进更多的糖分。

而且苹果的香味有愉悦情绪的成分，在你情绪不好的时候，能起到让你的心情舒缓的作用，而香蕉也有这个作用，所以苹果被称为"快乐水果"。

2 黑色 减少食量——混淆气味降低食欲的色彩

黑色食品是指含有天然黑色素的动植物食品，不论是动物还是植物，由于含有天然黑色素，其色泽均呈乌黑或深紫、深褐色。

黑色食品可以带给我们什么

黑色食品含有 17 种氨基酸及铁、锌、硒、钼等 10 余种微量元素，还富含维生素和亚油酸等营养素，有通便、补肺、提高免疫力和润泽肌肤、养发美容、抗衰老等作用。黑色食品具有三大优势：来自天然，有害成分极少；营养成分齐全，质优量多；能在一定程度上降低动脉粥样硬化、冠心病、脑卒中等严重疾病的发生率。

黑色食物的代表

黑木耳

黑木耳含蛋白质、脂肪、碳水化合物、膳食纤维、钙、磷、铁，还含有维生素 B_1、B_2、胡萝卜素、烟酸等多种维生素和矿物质、磷脂、植物固醇等。黑木耳中含有丰富的纤维素和植物胶质，能促进胃肠蠕动，减少食物脂肪的吸收；黑木耳中还有一种类核酸物质，可降低血中的胆固醇和甘油三酯水平，对冠心病、动脉硬化患者颇有益处。黑木耳含有核酸及其所含脂类成分中的卵磷脂，具有健美美容、延缓衰老、延长青春的功效。

其他黑色食物

养颜好帮手——黑芝麻

含有丰富的油酸、亚油酸，卵磷脂、维生素 E 和蛋白质及钙、铁等物质。其含油量高达 50% 以上，尤其是维生素 E 其偏含量为植物食品之冠。长期以来被人们视为护肤养颜的良方。

补肾佳品——黑豆

具有补肝肾、强筋骨、暖肠胃、明目活血，利水解毒的作用，也是润泽肌肤、乌须黑发之佳品，黑豆含有丰富的维生素、蛋黄素、核黄素、黑色素和被称作："生活素"的激素。其中 B 族维生素 (B_1、B_2) 和维生素 E 含量很高，仅维生素 E 含量就相当于肉的 7 倍以上，对营养保健、防老抗衰、美容养颜、增强精力活力的作用是很大的。

此外，黑色食物还有黑糯米、香菇、黑米、海带、紫菜、黑荞麦等。

那些有益人体的黑色元素

褪黑素

是存在于大脑中的一种荷尔蒙，有着促进睡眠和抗衰老的作用，并且能够调节免人体免疫系统。燕麦、甜玉米、米、姜、番茄、香蕉、海带、黄豆中都含有褪黑素。

色氨酸

色氨酸是人体所需的一种重要的氨基酸，对预防糙皮病、抑郁症，改善睡眠和调节情绪，有着很重要的作用。牛奶、香菇、海蟹、黑芝麻、黄豆、南瓜子、肉松、豆腐、鸡蛋、鱼等也是富含色氨酸的食物。

烟酸

烟酸也称作维生素 B_3，或维生素 PP。烟酸有较强的扩张血管作用，用于治疗头痛、偏头痛、耳鸣、内耳眩晕症等。富含烟酸的食物有肝肾、肉类、鱼类、家禽类、花生、无花果、麦芽、米糠小米等。

让我们更了解黑色

黑色食品不仅具有相当高的营养价值，而且对人体有非常好的保健作用，比如，黑色食物中有的蛋白质含量较高；有的不饱和脂肪酸含量较高；有的 B 族维生素含量较丰富。

此外，黑色食物还有一个最突出的优点，即所含的微量元素钙、磷的比例适当，如黑木耳、黑芝麻等，常吃这些食物对保持体内的钙、磷比例平衡有很好的作用。

黑色食物还能适当地调节人体的生理功能，刺激内分泌系统，促进唾液分泌，有益于帮助肠胃消化和增强造血功能，提高血红蛋白的含量，乌发美容。

黑色优质零食：巧克力和海苔

条件级就是有条件的情况下再吃。零食中，大部分巧克力会让女孩子肥胖、脸色不好、嗓音嘶哑，但是其中不包括黑巧克力。所以说要吃最好吃黑巧克力，这样糖油相对少一点。而且里面还有非常好的抗氧化成分——类黄酮，对心脑血管疾病的抗氧化的防护是比较强的。但也要注意，即便是黑巧克力还是含有油，所以如果很胖、血脂很高、冠心病很重、胰腺胆囊有疾病、糖尿病的人绝不能敞开了吃黑巧克力，浅尝就好。

再来说说海苔，它含有胶质物质、膳食纤维，但是一天吃 4 ~ 5 片就够了，因为海苔所含盐分较高，吃多了会导致盐分摄入过多。

3 红色 加速吸收——选择红色增强饱足感

红色食物都富含天然铁质，并且它们还富含充足的蛋白质和优质维生素、矿物质和植物化学物，具有维护身体健康、提高身体免疫力、抗氧化、抗微生物的作用。红色食物的丰满感能够很好地控制食欲，达到减少食量的效果。

那些有益人体的红色元素

番茄红素

主要存在于茄科植物番茄的成熟果实中。它是目前在自然界的植物中被发现的最强抗氧化剂之一，可以通过番茄和胡萝卜进行补充。

β-胡萝卜素

是一种类胡萝卜素，β-胡萝卜素是一种抗氧化物，具有解毒作用，是维护人体健康不可缺少的营养素，在抗癌、预防心血管疾病、白内障及抗氧化上有显著的功能。

红色食物大解析

颜色越多的食物，提供的这些营养物质就越丰富。如果我们能在餐桌上搭建这样一个食物的"彩虹"那么所映照着整个食物世界，一定是最美的。这同时也反映出两点：第一，食物营养素含量立体化、丰富化。这就附和我们所说的一个食物的多样性。第二：在这种食物多样性、立体化丰富化的食谱的下面可以使我们的健康系数放大到最大，反之危险系数降到最小。

红色食物：抗衰老，保护心血管

红色的食物对人体特别有益处，它们组成了一个大家族，比如说：草莓、红苹果、樱桃、西瓜、辣椒、胡萝卜等等。只要和红颜色沾边的食物都算在这个家族里。因为在蔬菜水果当中，它们的红颜色都来自于番茄红素和许多跟红有关的微元素。其中最推荐的、大家最喜欢的、最普通的就是番茄。

番茄作为红色食品的代表，可以开胃，给人一个愉悦的感觉，含有大量的维生素 C、矿物质、膳食纤维和番茄红素，外皮上还有很多的膳食纤维。这些营养素综合发挥作用，产生强大的抗氧化功效。

实际上人的老化过程是不断被氧化的过程，人要想防止衰老延缓衰老，首先要抗氧化。这样就可以抵制和氧化有关的许多疾病，摄入具有抗氧化功效的番茄红素，其中的抗氧化机制可以有效降低患心脑血管疾病、恶性肿瘤的风险。当然，其中的维生素 C 也同样具有抗老化的作用。另外具有抗氧化作用的番茄红素对于对心血管疾病也有一定的保护作用。

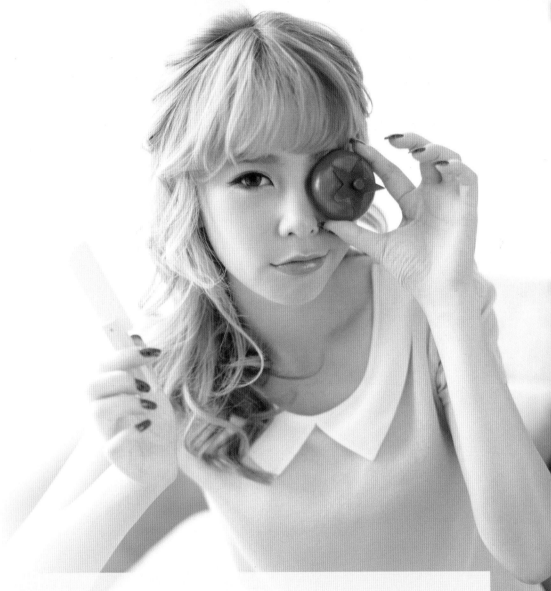

番茄不宜空腹吃

番茄能空腹吃吗？很多人尤其是减肥的人喜欢空腹吃番茄。那么番茄能空腹吃吗？

首先，空腹吃番茄没有减肥的作用。番茄里含有一定的胶质物，还含有一定的有机酸，胃酸和胶质物质产生一定的作用就结块，有些人会觉得胃不太舒服。另外，有机酸加重了对胃的刺激。

很多人都有这样的认识，很多食物是不能一起吃的，并不是说吃了会中毒，而是在一起吃了很可能会抵消彼此的营养，达不到养生的效果。其实这样的说法是完全错误的！首先，很多老百姓的这些认知是完全没有科学依据的，如果把每个他们认为相克的食物都列举出来的话，那这些食物可以被列成一个很长的清单。按照那些说法，人们就没有办法正常饮食了。

4 白色 简单贫乏——质朴食材降低食物吸引力

白色，给人单纯洁净的感觉，但白色食物却一点也不"单纯"同样富含多种营养，质朴的食材不会引起强烈的食欲，同时又营养丰富。白色食品富含蛋白质等 10 多种营养元素，经人体消化吸收后可维持生命和运动。

白色食物的代表：牛奶、豆浆

　　许多人都喜欢喝牛奶，认为牛奶营养丰富，其实豆浆的营养还优于牛奶。当然，如有条件，两者都饮用，则营养更美味。

　　据营养学家对牛奶与豆浆所含的 13 种营养物质分析，豆浆中的维生素 A、维生素 B_1 和矿物质如钾、铁、钠都明显高于牛奶，只有钙、磷、糖略低于牛奶，其他如蛋白质、脂肪等五种营养物质基本相当。

　　白色食品含有丰富的蛋白质等 10 多种营养元素，消化吸收后可维持生命和运动，但往往缺少人体所必需的氨基酸。白色食品含纤维素及一些抗氧化物质，具有提高免疫功能、预防溃疡病和胃癌、保护心脏的作用。白色的大蒜是烹饪时不可缺少的调味品，其含有的蒜氨酸、大蒜辣素、大蒜新素等成分，还可以降低血脂，防止冠心病，杀灭多种球菌、杆菌、真菌、原虫、滴虫；还可以阻止胃内亚硝酸盐与二级胺生成致癌的亚硝胺，降低胃癌的发生。

豆腐：草莽出身胜燕窝

　　燕窝价格昂贵，大多数普通家庭都舍不得买。银耳和豆腐这两种食物的价格加起来都及不上燕窝的一个零头，但是所含的营养成分与功效绝不输给燕窝，甚至比燕窝更高。

　　豆制品中所含的一些成分，例如大豆异黄酮等，可能对一些满心疾病甚至是恶性疾病的防控有一定作用。豆制品中还含有一些植物雌激素、植物性蛋白等，对女性有一定功效。所以现在国外的很多机构都是认可豆制品营养价值的。

　　那么为什么在许多的食品中单单挑选了豆腐来替代燕窝呢？因为燕窝中的许多价值都体现在它所含的蛋白上，人们觉得吃燕窝就能补充蛋白。蛋白在人们心中一直是个很神圣的东西，认为蛋白不仅可以补脑，还能长身体长肌肉，增强免疫力等。专家告诉我们，其实真正富含蛋白质而且营养价值高的，就是廉价的豆制品。

　　第一，蛋白质含量很高。第二，在植物性食品里，豆制品的氨基酸构成相对来说较合理，所以营养专家对它的整体评分偏高。相当于植物性的肉类，也就是说你吃了豆制品，其实相当于吃了肉。美味又低脂的豆腐是最好的白色减肥食物。

白色食物清新瘦身

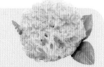

银耳

　　银耳蛋白质中含有 17 种氨基酸，人体所必需的氨基酸中的 3/4 银耳都能提供。银耳还含有多种矿物质，如钙、磷、铁等，其中钙、铁的含量很高，在每百克银耳中，含钙 643 毫克，铁 30.4 毫克。银耳不仅为身体滋补营养，还能够帮助瘦身。

百合

　　百合除了含有淀粉、蛋白质、钙、铁、维生素 B_1、维生素 C 等营养素之外，还具有安心养神、清心除烦的作用，能够缓解减肥期间身体以及情绪上的不适，同时调节减肥餐中的芳香。

梨子

　　梨子含有丰富的 B 族维生素以及其他多种维生素，同时易于被人体所吸收，能够为人体带来丰富的营养。梨子还有助于消化、排出体内毒素，帮助人体瘦身减肥。

薏仁

　　薏仁含有多种维生素和矿物质，能够促进人体新陈代谢，同时减少肠胃负担。薏仁还能够有效地消除水肿，尤其能够帮助缓解下半身肥胖的问题。

大蒜

　　大蒜含有矿物质元素、磷、钙、钾、钠等营养素，大蒜能够帮助人体杀菌消毒，同时养护胃部健康，减肥期间食用大蒜能够维持体内健康循环，保持体内环境的平衡。

白萝卜

　　白萝卜是一种常见的蔬菜，但它的营养价值却是非常丰富的，白萝卜中的淀粉酶能够分解食物中的淀粉、脂肪，帮助人体消除体内毒素，因此是非常有效的减肥瘦身食材。

5 绿色 排出弃物——净化清爽身体绿色瘦身

　　绿色的食物都含有纤维素，能清理肠胃防止便秘，另外，经常吃绿色蔬菜能让我们的身体保持酸碱平衡的状态。绿色食品的净化力很高，排除体内积存废弃物与毒素的同时，还能够补充维生素和矿物质，激发体内原有动力，促进消化、吸收、排出的规律化。对提高减肥速度很有效果，还兼具抗老化的功效。

那些有益人体的绿色元素

叶绿素
叶绿素是植物进行光合作用的主要色素，叶绿素中富含微量元素铁，是天然的造血原料。叶绿素中含有大量的维生素 C 与无机盐，保持体液的弱碱性，有利于健康。

纤维素
纤维素是由葡萄糖组成的大分子多糖，纤维具有能够促进消化、降压抗癌、帮助减肥的诸多作用。粗粮、麸子、蔬菜、豆类中都含有丰富的纤维素。

叶酸
又称维生素 M；维生素 Bc；维生素 B_9。叶酸是人体在利用糖分和氨基酸时的必要物质，是机体细胞生长和繁殖所必需的物质。莴苣、菠菜、草莓、樱桃、香蕉等食物中都含有丰富的叶酸。

绿色食物的代表

菠菜
菠菜不仅含有大量的胡萝卜素和铁，也是维生素 B_6、叶酸、铁质和钾质的极佳来源。菠菜含有十分可观的蛋白质，每 0.5 公斤菠菜相当于两个鸡蛋的蛋白质含量。菠菜丰富的 B 族维生素含量使其能够防止口角炎、夜盲症等维生素缺乏症的发生。菠菜中含有大量的抗氧化剂如维生素 E 和硒元素，具有抗衰老、促进细胞增殖的作用。菠菜对缺铁性贫血也有改善作用，能令人面色红润、光彩照人，因此被推崇为养颜佳品。

这些绿色食物健康又瘦身

黄瓜
黄瓜含有多种丰富的营养素，例如碳水化合物、蛋白质、纤维素、维生素 C 等。黄瓜中的丙醇二酸，有助于抑制食物中的碳水化合物在体内转化为脂肪，因此能够非常有效地帮助人体减肥瘦身。黄瓜口感清甜，同时又富含各类营养素，是减肥餐中不可取代的好食材。

推荐菜式：凉拌黄瓜条、黄瓜炒蛋、黄瓜糙米饭。

空心菜

含蛋白、脂肪、无机盐、烟酸、胡萝卜素等，具有解毒、清热凉血等作用。

推荐菜式：蒜蓉空心菜、尖椒空心菜、空心菜肉圆汤。

荠菜

为十字花科植物，性平、味甘，含B族维生素、维生素C、胡萝卜素、烟酸及无机盐。动物试验表明可缩短凝血时间，具有止血功效，适合于慢性肝病有鼻出血、齿龈出血等症。

推荐菜式：荠菜饺子、荠菜煎蛋饼、海米拌荠菜。

花椰菜

常吃花椰菜可增强肝脏的解毒能力，且能提高机体免疫力。另外，在各种蔬菜水果中，菜花、大白菜的抗癌效果最好。

推荐菜式：红烧肉末花椰菜、蒜炒花椰菜、草菇烩花椰菜。

芦笋

含叶酸，能防癌细胞扩散，促使细胞生长正常化，能有效改善肝功能异常症状。

推荐菜式：芦笋炒肉、凉拌芦笋、芦笋炒虾球。

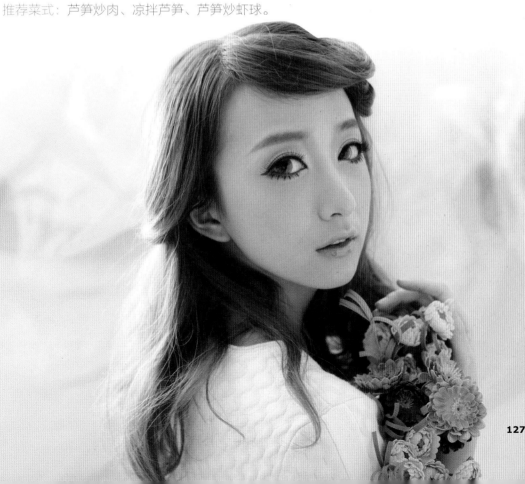

6 橙色 温暖光线——避免过于柔和光线才能减少食欲

通常餐厅的光线都会选择柔和的橙色的暖色调，这样能够增强人们的食欲，因为在减肥期间，可以通过调整光线来达到控制食欲的效果。

在你的冰箱里使用蓝光

当你需要节食的时候可以在冰箱内打蓝光，因为这会让你不喜欢吃东西。你也可以尝试拥有一个蓝色装饰的厨房，或者搭配一些蓝色的刀叉。这会对节食有很大的帮助，并且会给你创造一个非常现代化的厨房。

在白色的灯光下用餐

在白色的灯光下进餐，冷色调的光线能够让你对食物的产生一些抗拒感，能够起到抑制食欲的作用。也可以选择蓝色的灯光，同样能够起到抑制食欲的作用。

橙色食物推荐

南瓜

南瓜具有很高的营养价值,据测定每 100 克鲜南瓜含淀粉 10.2 克,钙 39 毫克,铁 1.1 毫克,胡萝卜素 3.2 毫克。嫩瓜中含维生素 C 及葡萄糖较多。南瓜子含油率高达 50%,可榨优质食用油,是适宜高血压病人食用的高级食用油,还含蛋白质、脲酶、维生素 A、B 族维生素等。南瓜含有丰富的淀粉跟 β－胡萝卜素,后者进入人体后,会转换成维生素 A。而色泽偏红的南瓜,还含有茄红素,不管是 β－胡萝卜素或茄红素,都有抗氧化功效。

黄甜椒

黄甜椒富含蛋白质、脂肪、糖类、纤维、维生素 A、B_1、B_2 等营养成分,同时甜椒含丰富维生素 C 及矽元素,常吃能强化指甲及滋润发根,对人体的泪腺产生净化作用,且能促使皮肤光滑柔嫩。甜椒具有活化细胞组织、促进新陈代谢、增强人体免疫力的功效,为美容美颜养颜、抗衰老的营养蔬菜。

橙子

每 100 克甜橙肉含热量为 197 千焦，水分 87.4 克，蛋白质 0.8 克，脂肪 0.2 克，膳食纤维 0.6 克，碳水化合物 10.5 克，胡萝卜素 160 微克。橙子中含量丰富的维生素 C、维生素 P，能增加机体抵抗力，增加毛细血管的弹性，降低血中胆固醇。橙子所含纤维素和果胶物质，可促进肠道蠕动，有利于清肠通便，排除体内有害物质。

橙色食物最能刺激食欲

橙色是最能够刺激食欲的颜色，而橙色的食物则更会加大人们的进食量，因此想要瘦身减肥，一定要尽量避免在以橙色为主调的餐厅用餐，同时在挑选食材时，尽量减少橙色食物的数量，以此达到控制食欲的作用。

颜色和食欲有着如此密切的关系，那么除了橙色之外，其他颜色和食欲之间，又有着怎样的关系呢？

红色

能促进血液循环，振奋心情，促进食欲。

相应食物：西红柿、牛肉、猪肝、红辣椒、草莓。

黄色

可刺激神经和激发能量，集中对食物的注意力。

相应食物：土豆、玉米、香蕉、蛋黄。

绿色

有利于稳定心情和减轻紧张情绪，使人以平和的心情用餐。

相应食物：菠菜、鳄梨、卷心菜、橄榄油。

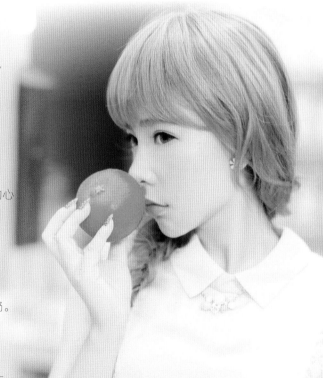

白色

能够使人保持正常的食欲，健康用餐。

相应食物：白菜、萝卜、豆腐、牛奶、米饭、酸奶。

黑色

减少人们对食物的兴趣，降低食欲。

相应食物：羊栖菜、海藻、菌类、黑芝麻、荞麦面。

7 紫色 抗氧化力——美肤又瘦身的安全食物色

紫甘薯、紫马铃薯、紫玉米、紫扁豆——到超市和菜市场逛逛就会发现，越来越多的紫色食物来到了我们身边。这些"红得发紫"的食物可不是徒有漂亮的外表，在营养专家眼里，紫色正是我们中国人餐桌上最缺的一道色彩，这类食物含有超强的抗衰老成分。

那些有益人体的紫色元素

硒

硒元素是人体必需的向量矿物质营养素，硒有着抗癌抗氧化、调节维生素吸收、调节蛋白质合成的作用。白米、豆类、猪肉、鸡蛋、鸭蛋、龙虾中都含有硒元素。

花青贰色素

是一种人体所需的营养素，具有保护视力、促进眼部健康的作用，蓝莓中就含有大量的花青贰色素。

锰

锰在人体内是作为金属酶的组成成分及酶的激活剂，能够促进糖代谢、脂肪代谢，保护骨骼健康发展。粗粮、绿茶、马铃薯、紫菜、香菇、板栗、莲子中富含锰元素。

紫色食物的代表

紫甘薯

紫甘薯是一种出色的紫色食品。据日本学者报道，紫甘薯含异常丰富的两种花色素成分：矢车菊色素与芍药色素。这两种色素为已知最强的天然抗氧剂。紫甘薯无论生食还是煮熟后食用，均不影响其所含花色素的功效与保健作用。

其他紫色食物

紫色的人参——紫山药

紫山药又被称作"紫人参"，有着很高的药用价值，经常食用，不仅可以增加人体的抵抗力，降低血压、血糖、抗衰益寿等，还有益于脾、肺、肾等功能，是很好的食补材料，它还被称作"蔬菜之王"。

超级水果——蓝莓

蓝莓被称为"超级水果"，是含有花青素最多的蔬果，除了抗衰老，还可预防结肠癌、改善视力、消除眼部疲劳。

五种美肤瘦身的紫色美食

紫薯——让肌肤保持水润亮泽

紫薯含有丰富的胡萝卜素 β、维生素 B_1、维生素 C、钙质、镁元素等营养物质。特别是它含有强效抗氧化作用的花青素，可以预防皱纹，缓解眼睛疲劳。

紫薯这么吃：把紫薯的表皮烤焦，蘸上蜂蜜，做成的紫薯甜品非常好吃。

紫苏——让你的身体一直保持年轻苗条

紫苏具有抗氧化的作用，在 β - 胡萝卜素、各种维生素和铁元素等的配合下让身体一直年轻。紫苏醛具有促进消化和清肠作用外，还有强力的杀菌作用和防腐作用，和生食物一起吃能预防食物中毒。

紫苏这么吃：把紫苏和冰糖、醋一起做成紫苏醋，兑水喝就可以防止身体衰老。

紫甘蓝——让你的眼睛远离倦态

紫甘蓝中的紫色色素就是花青素，它可以预防眼睛疲劳，同时也被公认为具有抗过敏的作用。身体容易过敏的人，可以多吃点紫甘蓝，对身体很有好处。

紫甘蓝这么吃：颜色十分鲜艳，切成细丝做成凉拌紫甘蓝沙拉，既漂亮又好吃。

菊苣——让肌肤保持年轻光滑

含有花青素，具有很强的抗衰老作用。钾元素的含量也很丰富，可以把体内多余的盐分排出体外，加热会让菊苣的苦味增强，同时花青素也会丧失，所有生吃更健康。

菊苣这么吃：和生火腿配着吃非常爽口！在披萨上面放上菊苣，当成披萨沙拉来吃非常好吃，也更加营养。

茄子——把毒素排干净

茄子约 94% 是水分，但是它却含有丰富的维生素和矿物质。茄子含有丰富的植物纤维，可以改善便秘问题，防止身体发胖。钾元素的含量也很丰富，能防止身体水肿和皮肤老化。

茄子这么吃：把茄子和南瓜、红辣椒一起用醋煮熟后食用，或者清蒸后蘸上一点调味品。

黄色 消化分解——饭后多喝黄色的茶消食

　　黄色食物包括一系列由橙到黄的食物，黄色食物不但饱含丰富的维生素和矿物质，而且富含丰富的维生素 C。维生素 C 是最好的抗氧化剂，具有延缓皮肤衰老的功能。

那些有益人体的黄色元素

叶黄素

　　是血浆中几种主要类胡萝卜素之一，叶黄素具有较强的抗氧化作用，能够保护视力、调节血脂，如玉米、菠菜、甘蓝菜、芒果、猕猴桃、葡萄、蛋黄、南瓜、胡萝卜都含有丰富的叶黄素。

茶多酚

　　茶多酚为淡黄色至褐色，略带茶香的水溶液、灰白色粉状固体或结晶，具有苦涩味。茶多酚具有清除自由基、抗氧化、抗衰老、降低血脂和胆固醇以及抗菌等作用。

姜黄素

　　是从一些植物的根茎中提取的一种化学成分，具有降血脂、抗肿瘤、抗炎、利胆、抗氧化等作用，在食品生产中主要用于肠类制品、罐头、酱卤制品等产品的着色。

黄色食物的代表

黄豆

　　黄豆有"豆中之王"之称，被人们叫做"植物肉"、"绿色的乳牛"，营养价值最丰富。干黄豆中含高品质的蛋白质约 40%，为其他粮食之冠。500 克黄豆相当于 1000 克多瘦猪肉，或 1500 克鸡蛋，或 6 千克牛奶的蛋白质含量。此外，还含有维生素 A、B 族维生素、维生素 D、维生素 E 及钙、磷、铁等矿物质。黄豆加工后的各种豆制品，不但蛋白质含量高，并含有多种人体不能合成而又必需的氨基酸。黄豆及豆腐、豆浆等豆制品已成为风靡世界的健康食品。

其他黄色食物

肠道清道夫——玉米

　　玉米富含碳水化合物、膳食纤维和 B 族维生素等，可刺激胃肠蠕动，加速体内消化，同时保护胃部健康，非常适合减肥瘦身人群食用。

驱寒佳品——生姜

含有姜醇、姜烯、姜酚等 72 种挥发性成分，有增强心肌收力，止吐、抗溃疡、保肝、利胆、抗氧化、调节中枢神经系统的功能。民间有喝生姜红糖水治感冒的传统。

减肥助手——香蕉

香蕉对减肥相当有效，是因为它热量低，且食物纤维含量丰富。香蕉非常甜，因此会被人们认为，热量一定很高，其实不然，一根香蕉（净重约 100 克左右）的热量，只有 364 焦耳而已，与一餐的白饭量（150 克 /920 焦耳）比起来，大约只有一半以下的热量。

我们最常吃的黄色玉米

说到玉米，人们就一定会联想到日常当中所食用的玉米油。玉米油、花生油、葵花籽油等，都是人们最常使用的食用油。虽然没有哪一种油是十全十美的，但玉米油绝对是一种健康的食用油。因为玉米中含有相当量的维生素 E，还含有一定量的油，这个油不是一般的动物油，它是植物性的不饱和脂肪，很多是人体需要的亚油酸，人如果没有亚油酸会出一大堆麻烦，包括从外观看皮肤就会变化。

另外就是玉米中的膳食纤维有两类，不溶于水的和溶于水的膳食纤维，两者各司其职，相互作用。溶于水的膳食纤维延缓脂肪和糖的吸收，减缓餐后血糖升高的速度，调节血糖。减缓点血脂的吸收，调节血脂。不溶于水的膳食纤维促进肠道的蠕动，有利于排便，而且定期排便还能减少结肠疾病的发生。

玉米以黄色为主

玉米种类和颜色有很多，有甜玉米、老玉米、黏玉米、紫玉米、彩色玉米。那么这些颜色各异的玉米究竟有没有太大的营养差别呢？其实各种颜色的玉米营养价值差别不大，没有必要说为了某些原因或者要补充营养去买彩色的玉米，在挑选玉米的时候可以黄色为准，如果黄色里掺杂着其他颜色也不会有多大的影响，可以随意挑选。

9 杏色 放大数量——稠状食物放大数量假象

易于吸收又能达到饱腹感的稠状食物，往往成为很多减肥人群的选择，同时杏色食物也会让人有放大适量的视觉感，能够达到饱腹又控制食欲的效果。

营养丰富的糙米

糙米是稻谷只剥去粗糠而保留胚芽和内皮的"浅黄米"。糙米再剥一层米皮就是普通大米。人们常把普通的白米称为"死米"，而把糙米称为"活米"。这是因为，我们要是把普通百米浸在水里一段时间，它是不会发芽的；而要是把糙米浸在水里一段时间，大约七天以内，它就会发芽。所以糙米又被称为发芽米。

1. 米精蛋白

与全麦相比，糙米的蛋白质含量虽然不多，但是蛋白质质量较好，主要是米精蛋白，氨基酸的组成比较完全，人体容易消化吸收，但赖氨酸含量较少，含有较多的脂肪和碳水化合物，短时间内可以为人体提供大量的热量。稻谷经砻谷机脱去颖壳后即可得到糙米。

2. 微量元素

因为糙米中的碳水化合物被粗纤维所包裹，人体消化吸收速度较慢，因而能很好地控制血糖；同时，糙米中锌、铬、锰钒等微量元素有利于提高胰岛素的敏感性，对糖耐量受损的人很有帮助，研究证明，糙米饭的血糖指数比白米饭低得多，在吃同样数量时具有更好的饱腹度，有利于控制食量，从而帮助肥胖者减肥。

3. 糙米的最大特点是含有胚芽

胚芽是一种有生命的组织，含有丰富的营养。它在适当的环境中会发育成一颗植株。由此可见胚芽具有很高的营养价值。胚芽不仅含有丰富的 B 族维生素及维生素 E、蛋白质和碳水化合物，而且还有大量的纤维素和不饱和脂肪酸。

4. 糙米含大量锌

锌在过去未引起人们的注意，现在发现人体内的 80 多种酶含有锌，因而锌被公认为人类饮食的必需成分。糙米中锌的含量为 16.4 毫克 / 千克，而精米仅有 6 毫克 / 千克。

5. 维生素和矿物质

大米中 60%~70% 的维生素、矿物质和大量必需氨基酸都聚积在外层组织中，而我们平时吃的大米虽然洁白细腻，营养价值已经在加工过程中有所损失，再加上做饭时反复淘洗，外层的维生素和矿物质进一步流失，剩下的就主要是碳水化合物和部分蛋白质，它的营养价值比糙米要低很多。

减肥利器——糙米粥

名称	材料	做法
地瓜糙米粥	地瓜 60 克、糙米 2 杯、水 1500 毫升。	将地瓜切细丝，备用。糙米与水装于锅中，以小火煮 30 分钟，再加入地瓜续煮 20 分钟即可。
薏仁糙米粥	薏仁 100 克、糙米 100 克。	将薏仁和糙米一起放入锅中，水分则依个人喜爱的浓稠度增减，熬煮成粥。
樱花虾糙米粥	糙米 180 克、樱花虾 100 克、芹菜 60 克、盐 1 小匙、酱油 1 小匙。	糙米、樱花虾洗净，芹菜洗净、切末。锅中倒入 3 杯水煮开，加入糙米及樱花虾用小火煮至软烂，再加入盐煮匀，撒芹菜、淋香油即可。

杏色优质零食

在坚果中，我们都知道，其中含有油，那么这样的食物就可以多吃吗？这样反而不会变得更肥吗？

核桃有非常好的油，但是也不能放开吃。核桃油里有利于大脑健康的必须脂肪酸，这个脂肪对心血管也有作用，可以在一定程度上去除体内多余的胆固醇和不好的油脂。

有些人担心吃肝类会增加胆固醇，那么就可以吃点核桃，但是要注意，这核桃吃的量也有限制。在吃的时候，一天老年人不要超过 3 个核桃，年轻人最多也就吃 4 个。吃的多了就不是维护心脑血管健康了，而是造成摄入油脂过多了。

还有就是年轻女性怀孕的时候，很多老人都会让吃核桃，而且还是大量的吃核桃。那么这种做法正确吗？其实这样不但不会让孩子的头发好，而且还会引发妊娠期间的糖尿病，所以即便是怀孕的女性，也要注意核桃的量。对于祖传的一些秘方，还是要注意，并不是所有的都是正确的。

另外，其他坚果，花生、瓜子也不能多吃，很多人说吃多了就会上火、肚子胀，但是这就是不消化的表现，还有一些人牙都磕豁了，还是忍不住地在吃。

10 灰色 低度情绪——降低情绪从而减少进食量

灰色往往让人产生消极的情绪，同样灰色的食物也会降低人的食欲，能够帮助人们减少食用的数量，从而达到减肥瘦身的效果。

灰色食物——粗粮

粗粮是相对我们平时吃的精米白面等细粮而言的，主要包括谷类中的玉米、小米、紫米、高粱、燕麦、荞麦、麦麸以及各种干豆类等。

粗粮往往被人们称为"灰色食物"，因为朴质的色泽和平淡的味道并不会引起人们很大的食欲，甚至有一些人对粗粮并没有好感。

"减肥将军"——燕麦

很多人都选择食用燕麦来进行减肥，而燕麦的品种有很多，但是燕麦归结起来应该是两种：一种是带着壳的，是属于粗燕麦；而另一种则是剥了皮的，是细燕麦。粗燕麦在食用的时候需要在水里煮一下，而细燕麦则直接冲就可以了。但是燕麦也可以从纯天然不添加任何东西的生燕麦，以及可以快速食用的即食燕麦进行分类。

生燕麦颗粒相对较粗，需要煮后才能食用。而即食燕麦，特点是方便、而且口感非常的好，甜滋滋的，还有点奶香的味道。但是我们所不知道的就是，这种即食燕麦中的垃圾就在甜味和奶香之中。即食燕麦中有些添加了奶精，有些则添加了麦芽糊精，还有些添加了糖精。

还有的即食燕麦写的是无蔗糖，但为了提高口感，就会添加入植物脂末。而植物脂末就是一种反式脂肪酸，做成的就是有奶味的那种粉末状的脂肪。虽然说这种反式脂肪酸小量并不会对身体产生危害，但是当食用量大了之后，就可能会对人体产生不良影响。

挑选燕麦时要注意

1. 看外观。颗粒比较大，相对来说比较粗，天然感觉强的燕麦要比细腻的，有点成粉状的燕麦好。
2. 看配方表。在配方表中，有糖精、麦芽糊精、奶精、植物脂末这样的不选择。
3. 看蛋白质含量。选择配方表中蛋白质大于 7% ~ 8% 的燕麦。

过量食用粗粮不可取

以 25 ~ 35 岁的人群为例，过量食用粗粮的话，会影响人体机能对蛋白质、无机盐以及某些微量元素的吸收，甚至还会影响到人体的生殖能力。

1. 如果粗粮吃得太多，就会影响消化。过多的纤维素可导致肠道阻塞、脱水等急性症状。
2. 长期过食粗粮，还会影响吸收，使人体缺乏许多基本的营养元素，导致营养不良。
3. 膳食纤维还具有干扰药物吸收的作用。它可以降低某些降血脂药和抗精神病药的药效。
4. 粗粮的可溶性膳食纤维在肠里面可以形成一种膜，可以阻碍糖和脂肪的吸收，控制血糖。粗粮中的不可溶的膳食纤维则可以促使人体形成粪便。但是粗粮的营养成并没有很智能，它不能完全地区分人体内的其他成分。大量食用粗粮时，在其延缓糖的吸收的同时，很可能把钙也带走，导致缺钙，也可能会加速铁和锌的丢失。

养成正确吃粗粮的习惯

1. 吃粗粮及时多喝水。 粗粮中的纤维素需要有充足的水分做后盾，才能保障肠道的正常工作。一般多吃 1 倍纤维素，就要多喝 1 倍水。

2. 循序渐进吃粗粮。 突然增加或减少粗粮的进食量，会引起肠道反应。对于平时以肉食为主的人来说，为了帮助肠道适应，增加粗粮的进食量时，应该循序渐进，不可操之过急。

3. 搭配荤菜吃粗粮。 当我们每天制作食物时，除了顾及口味嗜好，还应该考虑荤素搭配，平衡膳食。每天粗粮的摄入量以 30 ~ 60 克为宜，但也应根据个人情况适当调整。

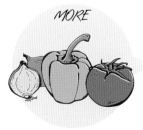

MORE

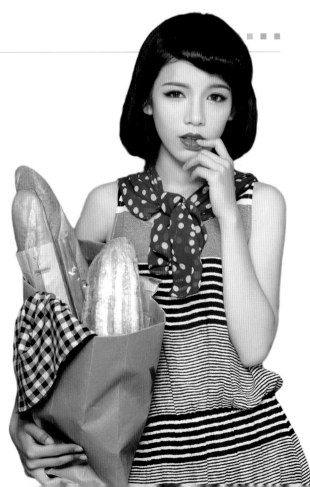

11 棕色 增加能量——摄取营养增加饱腹感又瘦身

棕色的代表食物为核桃、榛子、松子、花生等坚果。棕色的食物富含高蛋白，含有人体必需的 8 种氨基酸，是人们减肥食谱中一种很好的搭配品种。适度地食用坚果等含有不饱和脂肪酸的高脂食物来减肥的女性，维持身材的效果远远比拒绝一切脂肪食物来减肥的女性要好得多。

好脂肪，吃不胖

坚果中的脂肪会增加你的饱腹感，所以在你吃过一些坚果以后，你会发现自己没有食欲再吃更多的食物了。同时，坚果中所含的脂肪酸为不饱和脂肪酸，是身体抵御疾病所必需的营养成分。并且我们的身体无法自己合成，只能从食物中获取。如果在饮食中多摄取一些不饱和脂肪酸，减少饱和脂肪的摄入，就能达到减肥的效果，同时还能减少患上疾病的可能。

聪明吃法，高热量也不怕

1. 虽然坚果中的不饱和脂肪酸是有益的营养成分，但坚果的高热量也是不容忽视的，必须正确地食用它们，才不会长出多余的肉。

2. 尽量选择烘干的坚果。烘干的坚果不仅不会破坏坚果中的营养成分，而且比油炸的坚果所含的热量要低得多。

3. 与饮料搭配。在不停地将坚果抛进嘴里时，别忘了喝一杯柠檬汁，避免食用过量的坚果。

4. 搭配谷物。将一些坚果和大米等谷物一起制作米饭。这样不仅能为你提供丰富的营养，还能增强饱腹感。

5. 调制沙拉。在你制作的各种沙拉中，别忘了加一些坚果，这样一餐的营养、热量都能满足了。

如何坚果食用

1. 油脂含量高的坚果不适合肠胃功能不佳的人食用，每天建议食用数量不超过 15 克，食用时间在早上 11 点或下午 15 点为最佳。

2. 尽量使用不经过加工的天然坚果，瓜子可以作为下午茶零食吃，但食用量不超过 10 克，晚上最好不要吃，避免热量消耗不完全引发肥胖。核桃每天 2~3 个即可，尽量在中午 12 点前食用。

六种越吃越瘦的健康棕色食物

核桃

核桃仁中的磷脂成分能增加细胞的活性，对保持脑神经功能，增强皮肤的细腻感，促进毛发生长等都有重要作用。它含有的多价不饱和脂肪酸可降低胆固醇。此外，核桃仁所含钙、镁、胡萝卜素及多种维生素对习惯性便秘者也有一定疗效。

腰果

腰果的矿物质含量极其丰富，其中锌、镁、铁、铜都是人体必不可少的营养成分。它含有丰富的油脂，可以润肠通便，润肤美容，延缓衰老。

松子

松子仁味甘性温，具有强阳补骨、和血美肤、润肺止咳、润肠通便等作用。松子仁中的脂肪成分是油酸、亚油酸等不饱和脂肪酸，具有润肠通便、排出体内多余废物，防治动脉硬化的作用。

板栗

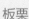

而板栗更是棕色食品中的营养王子，板栗富含柔软的膳食纤维，可以预防便秘。此外，栗子含有丰富的糖、淀粉、蛋白质和脂肪，还含有多种维生素及铁、钙、钾、磷等矿物质，尤其是维生素C、B族维生素和胡萝卜素的含量比一般坚果都要高。

杏仁

杏仁富含纤维素。科学研究认为纤维素有助于降低血液的胆固醇含量，一把杏仁含有与一个橙子或苹果等量的纤维素。以及丰富的脂肪油，都能提高肠内容物对黏膜的润滑作用。

杏仁还含有能抗氧化的维生素E及丰富的钙质，25克的杏仁含有的钙质相当于1杯牛奶的钙质含量。此外，杏仁含有极其丰富的植物化学元素，研究表明这些元素有助于减少患癌症、心脏病和其他慢性疾病的危险。

榛子

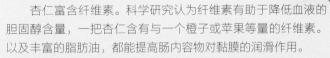

榛子丰富的纤维素有助于消化、预防便秘。榛子中除含有蛋白质、脂肪、糖类外，胡萝卜素、维生素B$_1$、B$_2$、E的含量也很丰富。榛子中含有人体所需的8种氨基酸，而且其含量远远高于核桃。榛子中钙、磷、铁含量也高于其它坚果。

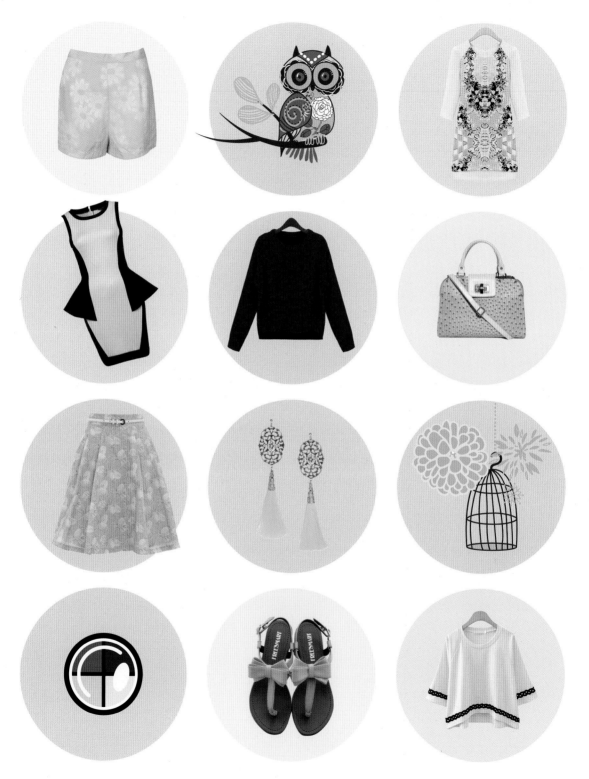

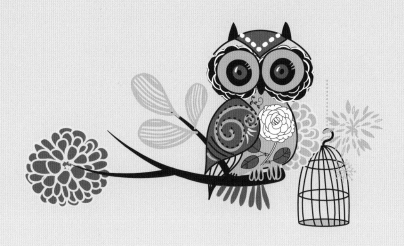

第六章 色定身材

0 号身材的色彩穿搭

选对衣服的颜色至关重要！蓝色让体态更加挺拔高挑，灰色更增强纤细感。裸色展现优雅大方的身体曲线，明快的橘色让身段更加轻盈明朗。选择适合自己的颜色，用色彩装扮优雅身型。

1 白色 增加轻盈年轻之态

LOOK 1
白色 X 粉色 甜美轻盈

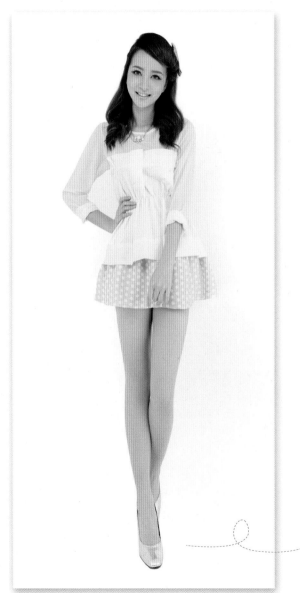

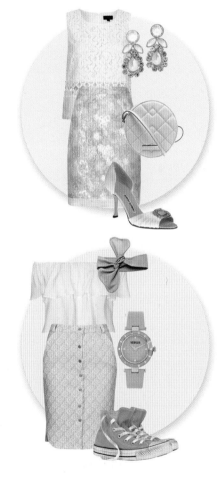

同属于浅色系的粉色和白色，搭配起来散发出甜美的气质。60% 的白色加上 40% 的粉色，让体态更显轻盈。

LOOK 2
白色 X 黑色 知性干练

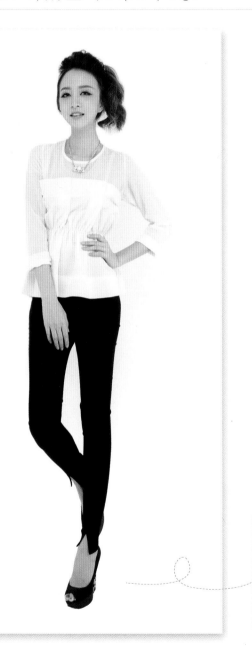

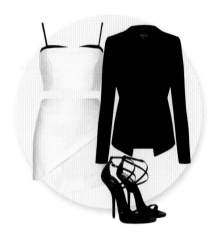

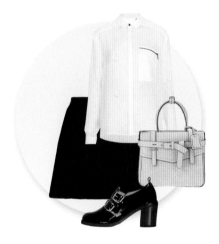

黑与白是出席任何正式场合都不会出错的经典配色，既可知性干练又可端庄优雅，上班族对黑白一定爱不释手。一件轻盈的白色透视上衣搭配紧身黑色铅笔裤，深浅的强烈对比凸显纤细的双腿。

2 蓝色 让体态更挺拔高挑

LOOK 1
蓝色 X 黑色 个性魅惑

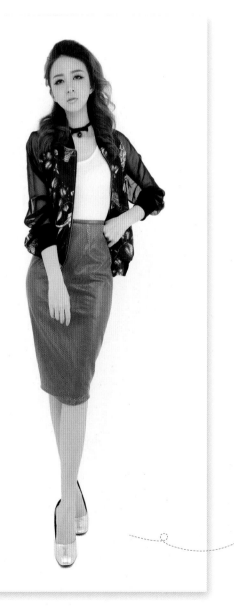

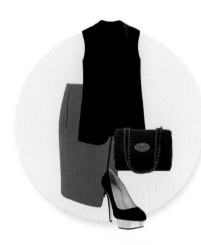

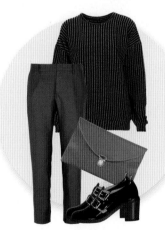

酷感黑色与明快宝蓝色搭配打造 100% 抢眼的视觉效果，极具魅惑的透视印花短打外套搭配高腰宝蓝色包臀裙，个性鲜明并且将身材显得凹凸有致。

LOOK 2
蓝色 X 白色 利落清爽

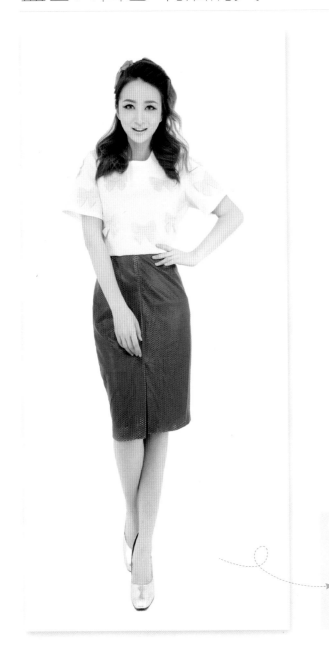

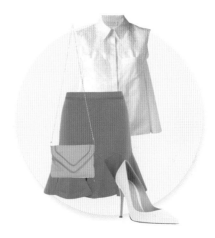

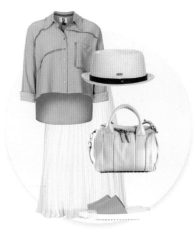

这里的宝蓝色扮演着理性的角色，中和白色花朵上衣带来的甜美气质中，将蓝色该有的明快利落展现得恰到好处。宝蓝色的包臀裙束腰穿着，将身段划出一个黄金比例，身材更加挺拔高挑。

3 **灰色** 低调收敛的纤细感

LOOK 1
灰色 X 宝蓝 简洁明快

■ ■ ■ ■ ■ ■ ■

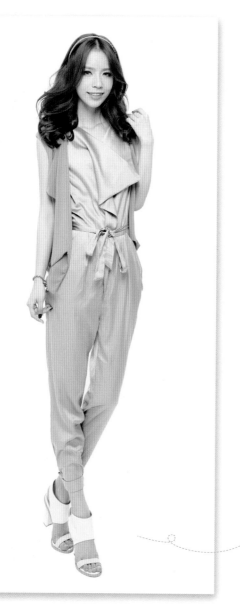

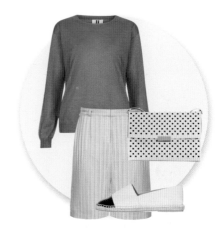

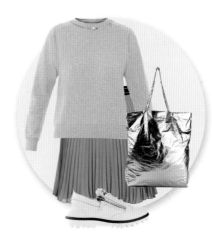

知性的灰色遇到奢华的缎面展现出一种端庄矜贵的华丽感，搭配属于明快冷色调的宝蓝色雪纺材质的马甲，不规则搭配不规则，展现出美妙的身段。

LOOK 2
灰色 X 浅蓝 中性复古

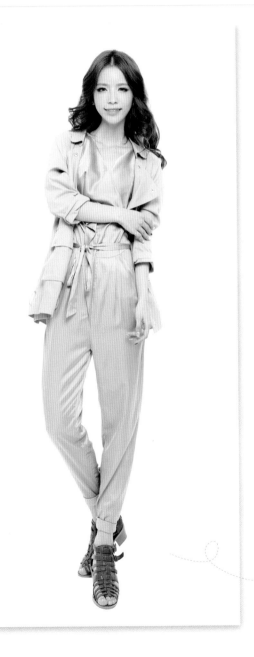

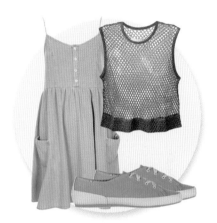

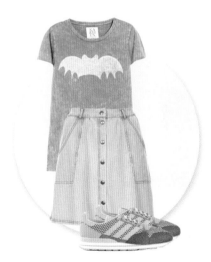

中性色调搭配冷色调没有想象中的死气沉沉，反而有股 70 年代的复古味道。胜在中性的单品能让冷色调更好地发挥它的长处，oversize 的灰蓝色工装外套反而让整体显得更纤细。

4 红色 转移视觉注意的热情色彩

LOOK 1
红色 X 白色 端庄优雅

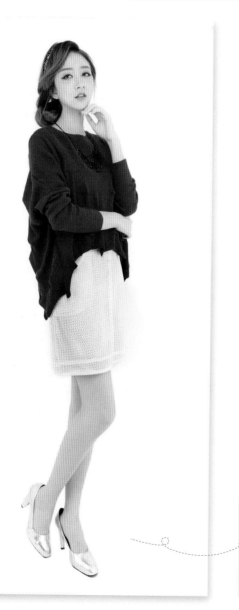

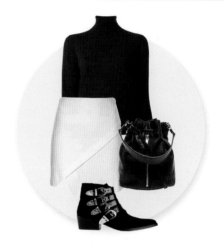

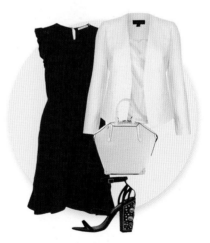

纯度高的枣红色总是洋溢着温暖雅致的感觉，百分之五十的红和百分之五十的白色系，形成恰到好处分割的融合调配，上宽下窄的搭配正好凸显下半身的纤细修长。

LOOK 2
红色 X 黑色 神秘成熟

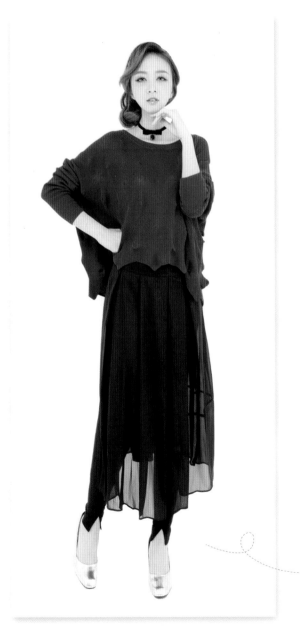

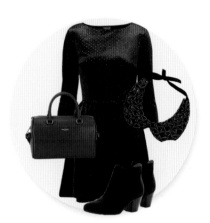

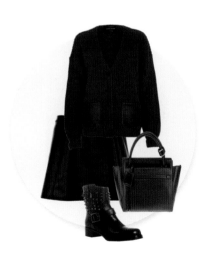

复古的枣红搭配黑色散发着神秘的气息，御姐范儿十足。上下着都是宽松款式的单品让文艺气息由内而外散发出来，黑色雪纺长裙内搭配同色系 legging 更显腿部纤细。

5 裸色 穿出质感大方的优雅身线

LOOK 1
裸色 X 黑色 端庄气质

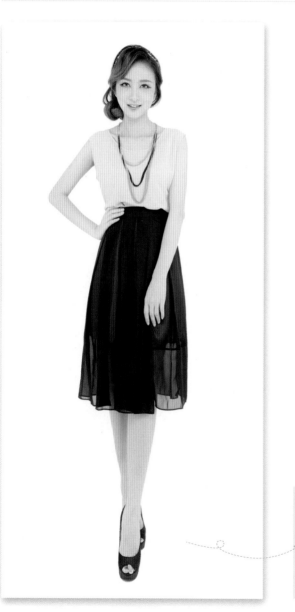

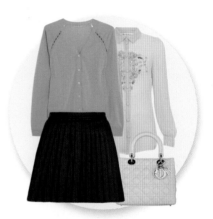

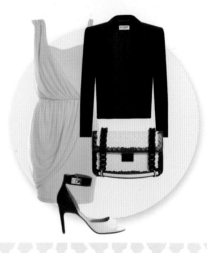

收缩能力超强的黑色显瘦功力当然出众，但若从头黑到尾，那就等于原形毕露，相反，在其中穿插裸色来适当增加扩张度，从而衬托黑的收缩，那么看起来的显瘦则能变成真正留在脑海的印象。

LOOK 2
裸色 X 宝蓝 知性气质

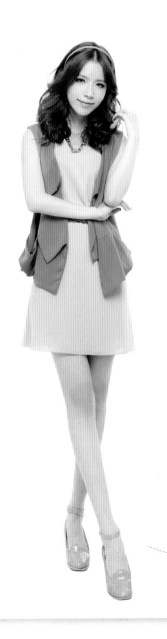

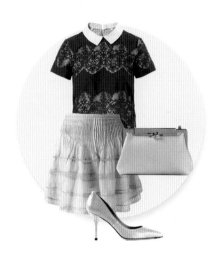

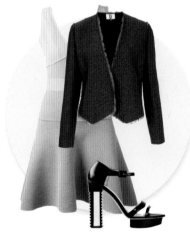

温润的裸色搭配冷色系的宝蓝，是展现绝佳气质的最好选择，除了本身色泽高雅，因为与肌肤颜色相近，裸色雪纺 OP 能使腿部线条更修长，巧妙平衡女孩与女人之间的时髦韵味。

6 黄色 跳跃色彩展现曲线轮廓

LOOK 1
黄色 X 碎花 青春活力

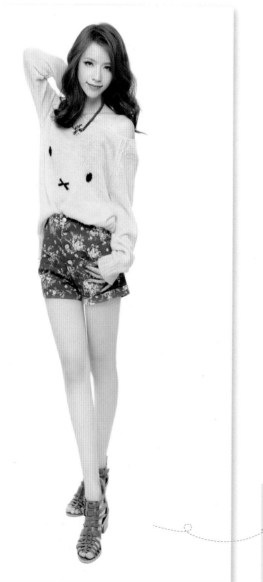

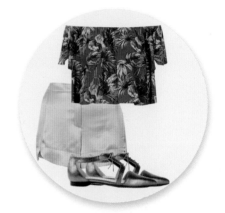

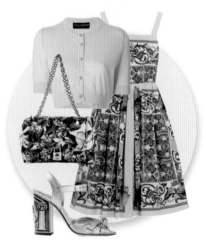

黄色系单品的搭配也要分外小心，妥当地运用才不至于出错。要营造文艺小清新的感觉，印花系列单品是很好的选择，当然，在炎热的夏日，用短裤代替长裤也会显得更加青春一些。

LOOK 2
黄色 X 黑色 跳跃魅惑

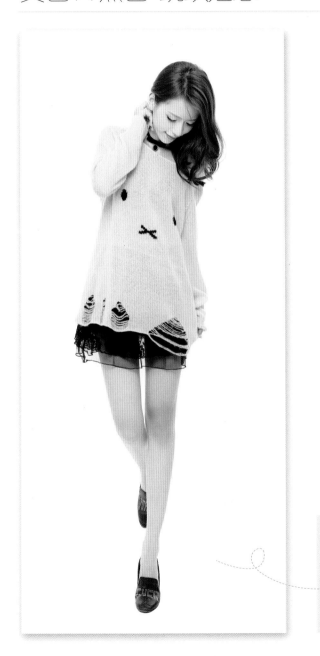

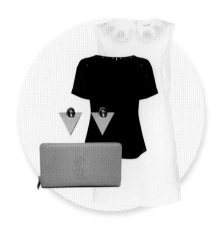

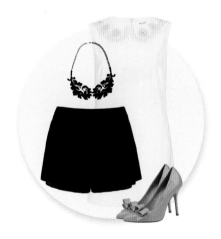

黄色与黑白搭配的组合是个很流行的配色方案。黄色与黑色这无彩度的颜色可以搭配得相当好。所以一件亮黄色的毛衣搭配黑色纱质迷你裙，刚刚好盖到臀部的长度露出裙子的下摆，凸显腿部的笔直修长。

7 橘色 让身段更显挺拔的明艳色彩

LOOK 1
橘色 X 白色 明艳抢眼

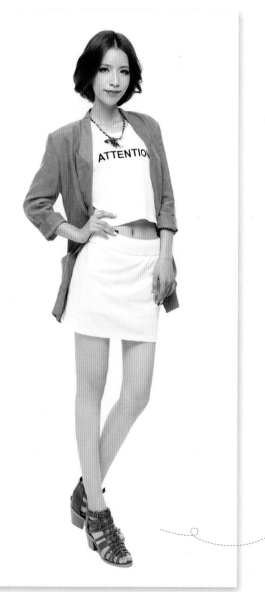

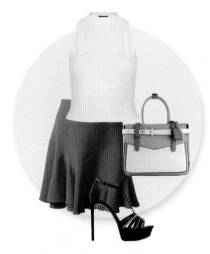

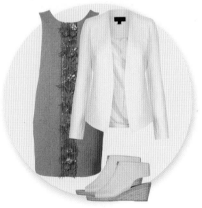

高明度的亮橘色内搭一件白色的短 Tee，下着同样是素净的色彩，一条简单的白色短裙将橘色的明度体现得更加活泼耀眼，高明度的橘色外套将身材比例拉长，显得分外立体挺拔。

LOOK 2
橘色 X 印花 异国风情

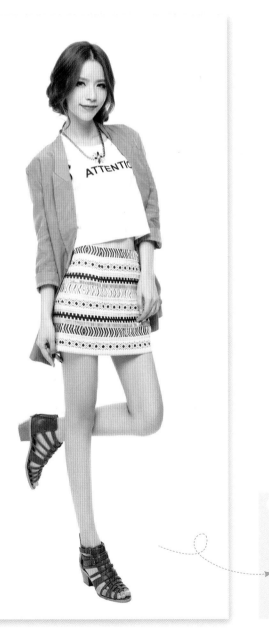

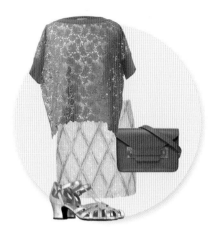

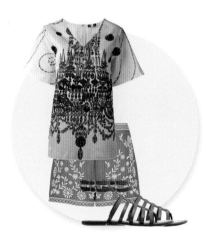

橘色属于暖色系统，象征温情活泼，高彩度橘色为富贵色，低彩度的橘色则为春季最理想的色彩。荧光橘色搭配民族风的印花短裙具有别样的风情，长款橘色西装外套下着以短打的形式搭配，明艳色彩占据全身色彩比例的1/2，凸显腿部更显修长。

8 果绿 收缩体积并增加活泼感

LOOK 1
果绿 X 薄荷绿 清新活泼

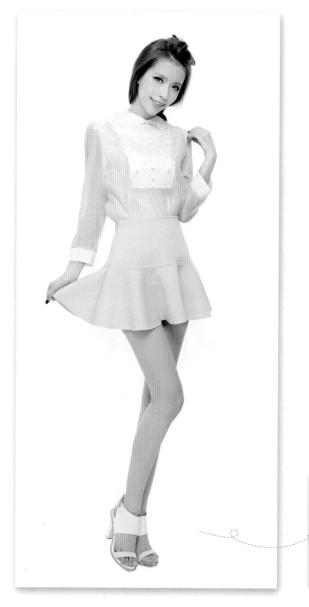

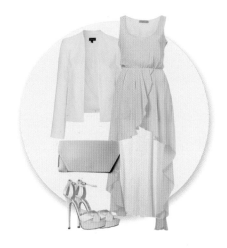

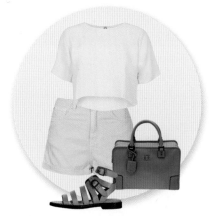

果绿色是介于黄色与绿色之间的明快色彩，活泼明快。黄色与绿色的搭配是调和性相当高的色彩组合，并且也是自然界中就很常见的色彩组合：想营造春天与自然的原野视觉效果，试试黄色与绿色的组合吧！

LOOK 2
果绿 X 白色 简约知性

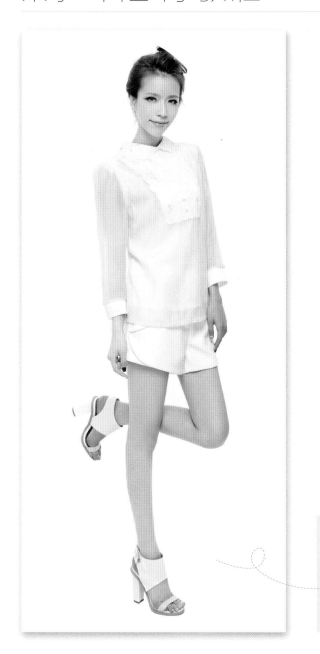

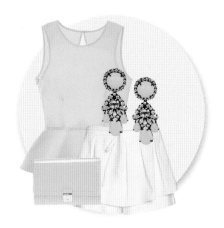

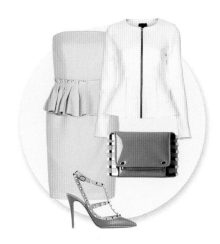

要驾驭果绿色这种明艳的色彩并不容易，一身果绿色很容易给人太招摇太显眼的感觉，并且会将体型放大，在另一个角度来看，色彩明亮度、视觉强烈的果绿色可以很有效地点亮单纯与白色组合的场合。

9 桃红 冶艳桃红展示妖娆身段

LOOK 1
桃红 X 白色 俏皮可爱

■ ■ ■ ■ ■ ■

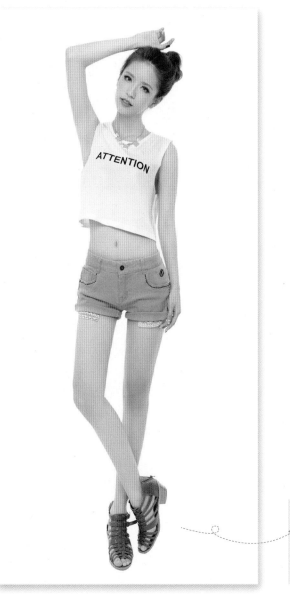

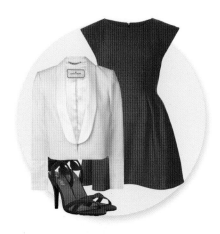

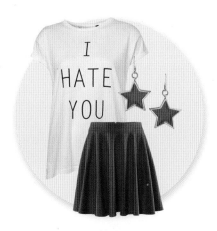

掌握合适的露肤尺度，可以扬长避短，如果你属于下半身纤细型可以再下着搭配亮丽的桃红色让视线转移到下半身上。

LOOK 2
桃红 X 条纹 活力时髦

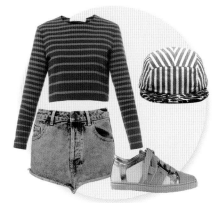

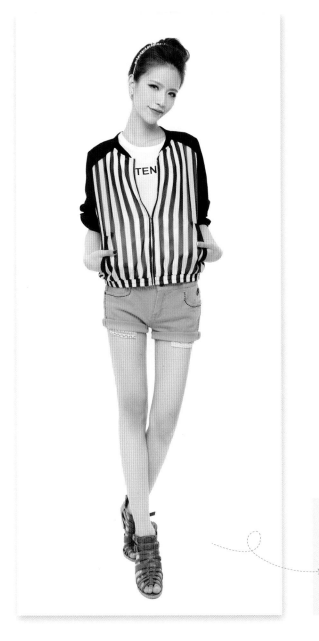

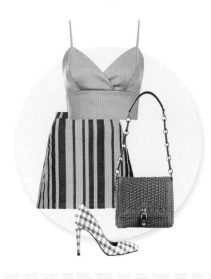

　　桃红色更符合时尚对于亮色的大胆要求，于是衣柜里备上几件桃红色的服饰显得非常重要。高明度的桃红色搭配中性条纹短外套，提亮整体造型，适当地卷起裤脚边儿能让双腿显得更修长。

10 薄荷绿 只要轻盈不要臃肿

LOOK 1
薄荷绿 X 白色 梦幻纯真

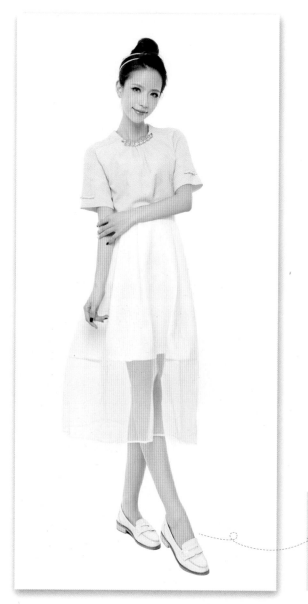

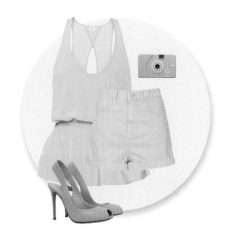

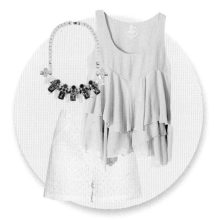

薄荷绿总给人一种无比清爽的感觉。纯纯的色调，像薄荷草一样散发出清幽的味道。春夏季节，身穿一款薄荷衫，甜美又清凉。白色拼薄荷绿的束腰搭配，看起来相当显瘦。

LOOK 2
薄荷绿 X 薄荷绿 清新雅致

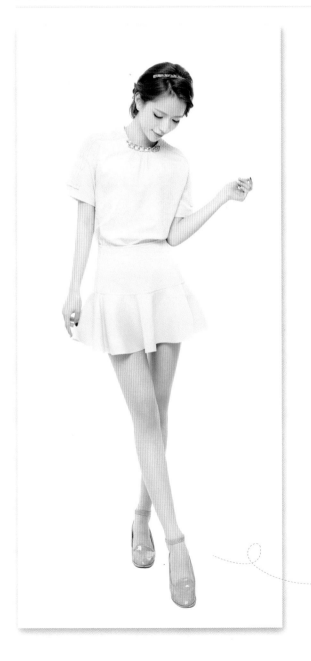

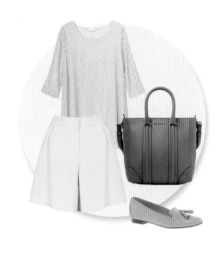

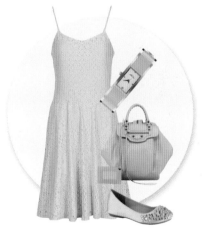

　　薄荷绿和薄荷绿的组合挑战白皙肤色，套装在近年十分流行，同色系的搭配时髦度紧追其后。想要突出完美的身材比例，短裙束腰穿搭最能凸显。

11 碎花 色彩搭配混淆视听系列

LOOK 1
碎花 X 白色 知性优雅

■ ■ ■ ■ ■ ■

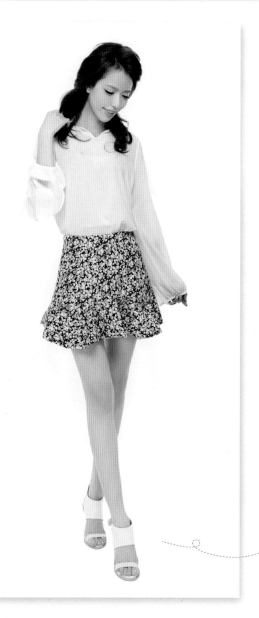

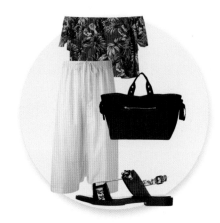

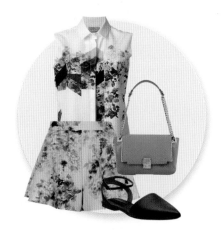

密集的小碎花图案短裙在视觉上营造一种
小巧的感觉，搭配一件白色的雪纺衬衫，文艺
又淑女，很好的展现灵巧系女生的气质。

LOOK 2
碎花 X 薄荷绿 清新混搭

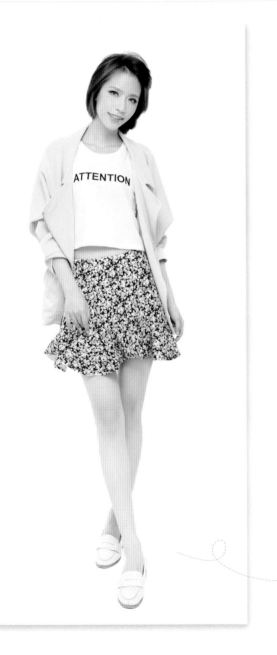

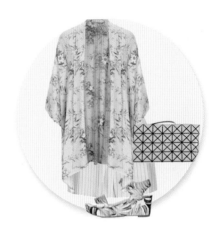

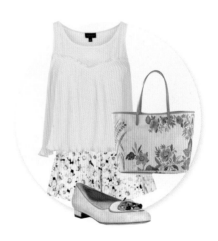

碎花加上薄荷绿营造清新的春天的感觉，甜美的小碎花伞裙和中性的薄荷绿工装外套混搭，上宽下紧的搭配从视觉上将比例划分得近乎完美。

12 波点 打造清新甜美的灵巧系女生

LOOK 1
波点✕白色 甜蜜粉红

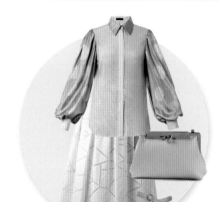

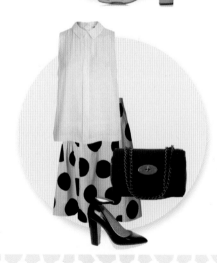

粉色和白色原本就是甜美系女生的最爱，加上可爱的波点和俏皮的立体花朵的碰撞，整体造型更显得甜美可人。直筒式的短袖上衣搭配短裙会显得上半身臃肿，但是将短裙拉高穿着的方法更有助于展示修长双腿。

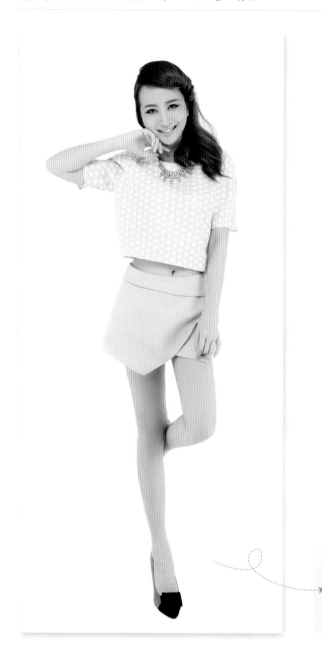

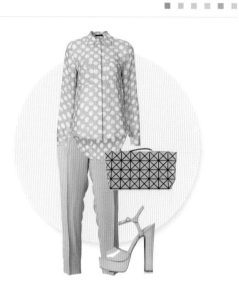

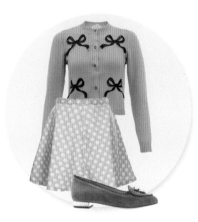

粉红波点的短袖上衣，冷色系的冰蓝色不规则裙裤，甜美＋干练的组合碰撞出新的火花。水粉色系的装扮缩小身材整体的面积。

13 条纹 几何条纹拉长身高比例

LOOK 1
条纹 X 白色 巧妙混搭

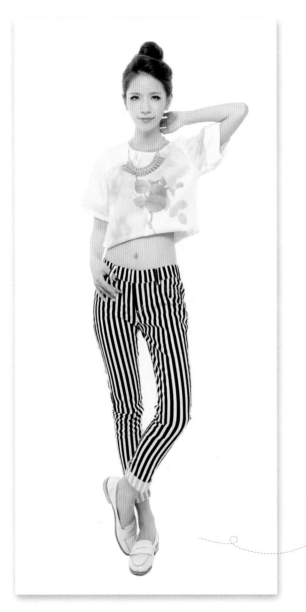

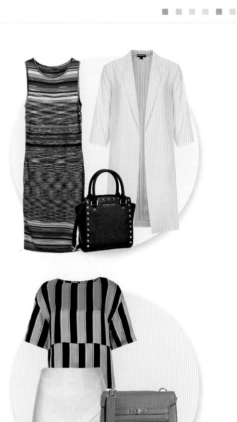

泼墨感白色露脐 Tee，搭配街头感的黑白条纹铅笔裤，两种不同风格的单品混搭出出其不意的感觉。时尚中又带有一丝俏皮，这里竖条的铅笔裤将双腿显得笔直修长。

LOOK 2
条纹 X 条纹 街头时髦

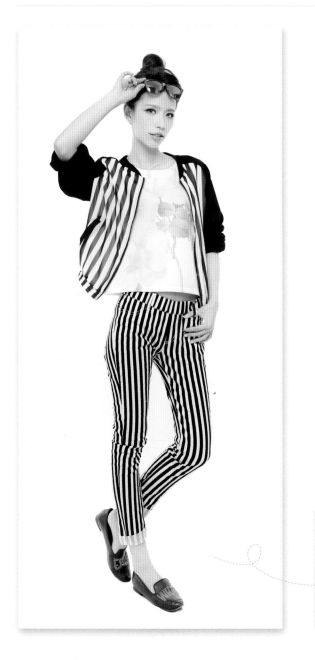

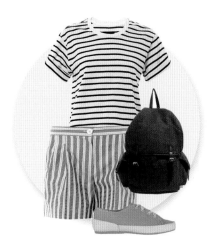

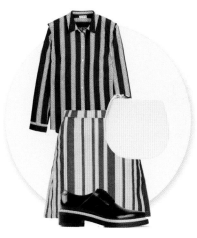

条纹混搭条纹这是时尚达人们最乐于挑战的几何混搭游戏，条纹粗细不一的单品搭配起来不仅没有造成视觉混乱的感觉，并且将身高比例拉长，横向收缩了身材面积，矮个子的女生可以尝试这样的装扮。